Mit dem Blaulicht auf dem Kopf

Dr. med. Friedrich Frohlauber

Mit dem Blaulicht
auf dem Kopf

**33 spannende, lehrreiche und skurrile Geschichten
aus dem Alltag eines Notarztes**

SCHWARZKOPF & SCHWARZKOPF

Inhalt

Vorwort: Zuerst 7

1. Lehrjahre 11
2. Mysteriöser Arbeitsunfall 21
3. Psychische Entgleisungen 29
4. Mit dem Traktor in den Bach 37
5. Gedanken zur Reanimation 43
6. Familiendrama 55
7. Wenn man machtlos ist 61
8. Kleine Kinder, große Sorgen 69
9. Schlaganfälle 81
10. Plötzlicher Brustschmerz: Herzinfarkte 91
11. Tod ohne Zeugen 103
12. Vom Himmel hoch – Luftrettung 111
13. Übergaben: Worauf es ankommt 117
14. Blaulichtkollegen:
    Gemeinsame Einsätze mit der Feuerwehr 121
15. Mit Polizeischutz auf dem Friedhof 133
16. Rettung zu Wasser:
    Deutsche Lebensrettungsgesellschaft und Wasserwacht 139

17. Blaulichtstammtisch 145

18. Die Fäden in der Hand: Rettungsleitstelle 149

19. Wenn der Körper überreagiert: Anaphylaxie 157

20. Der Wille ist da, aber wo war noch mal der Weg? 169

21. Ein echtes Chamäleon: Hypoglykämie 175

22. Epilepsie 187

23. Die plötzliche Bewusstlosigkeit: Synkopen 193

24. Herzversagen mit Lungenödem 201

25. Akuter Asthmaanfall 205

26. Mutwillen und seine Kosten: Alkoholvergiftung 209

27. Akute Abdomen 215

28. Hexenschuss 221

29. Vergiftungen 225

30. Mit dem Blaulicht auf dem Kopf 233

31. »Es kommt auf die Sekunde an bei einer schönen Frau« 239

32. Dem Herz den Takt vorgeben: Schrittmacher 243

33. Ein Bett im Kornfeld 253

Nachwort: Zum Schluss 257

Glossar 260

VORWORT

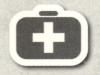

ZUERST

In diesem Büchlein beschreibe ich einige typische Erfahrungen, die ich im Laufe meiner inzwischen mehr als 40 Jahre währenden Tätigkeit als Notarzt im Rettungsdienst gesammelt habe. Dabei stehen nicht die größeren Ereignisse, die zum Teil ihre Schlagzeilen in der örtlichen oder überörtlichen Presse und anderen Medien fanden, im Vordergrund, sondern die alltäglichen Episoden und Begebenheiten im Rahmen eines ganz normalen Notarzteinsatzes, wie er sich sowohl in einer Groß- als auch in einer Kleinstadt oder auf dem »flachen Lande« ergibt.

Im Laufe der vielen Jahre und der daraus resultierenden zahlreichen Einsätze aller Art – schwere Verkehrsunfälle, Betriebsunfälle, Wiederbelebung nach akutem Herzinfarkt, Beatmung eines hochbetagten Patienten mit Lungenödem, versehentliche Vergiftung, Spontangeburt im Rettungswagen, massive Harnleiterkolik, akutes Bluterbrechen und vieles mehr – gehen einem natürlich so einige Gedanken durch den Kopf. Man lässt nach dem Einsatz das Geschehene vor dem geistigen Auge noch einmal Revue passieren und fragt sich, ob man in dieser ganz bestimmten Situation auch wirklich medizinisch und ethisch richtig gehandelt hat. Waren alle meine Entscheidungen richtig, kann ich meine Maßnahmen ganz allgemein, besonders aber auch vor mir selbst verantworten?

War es zum Beispiel richtig, die Wiederbelebungsmaßnahmen zu beenden, oder hätte ich sie vielleicht doch noch ein paar Minuten länger fortsetzen sollen? Was wäre auf der anderen Seite gewesen, wenn ich den Kreislauf des Patienten zwar wieder in Gang gebracht hätte, er aber unter Umständen für den Rest seines Lebens mehr oder minder stark behindert gewesen wäre? Denn »erfolgreiche« Reanimation heißt ja noch lange nicht, dass der Patient in allen seinen körperlichen und geistigen Funktionen und Fähigkeiten wieder uneingeschränkt genesen ist.

War ich also in extremen Situationen im Sinne – oder zumindest im vermuteten Sinne – des Patienten tätig, oder bin ich nur meinem Hippokratischen Eid dahin gehend gefolgt, alles zu versuchen, um

Leben zu erhalten, ohne mich dabei zu fragen: Wie geht es eigentlich für den Patienten weiter? Habe ich ihm oder den Angehörigen für die nahe und fernere Zukunft eventuell mehr zugemutet, als sie durchstehen können?

Diese Widersprüchlichkeiten in der Notwendigkeit und Sinnhaftigkeit meines Tuns und Handelns im Notarztdienst sind ganz vereinzelt sicher gerechtfertigt. Man muss sich diesen Fragen stellen und gleichzeitig versuchen, auf sie eine ganz persönliche Antwort zu finden. In bestimmten Situationen müssen derartige Ungewissheiten oder Zweifel an der Richtigkeit des eigenen Handelns aber beiseite geschoben werden und dürfen auf keinen Fall die Oberhand gewinnen. Tun sie es doch, kann man als verantwortlicher Notarzt nicht mehr objektiv handeln. Derartige, nicht der Routine folgenden Einsätze, die eine entsprechende Gewissensentscheidung verlangen, kommen Gott sei Dank nur vereinzelt vor.

Nach Beendung eines solchen Einsatzes komme ich manchmal ins Nachdenken, dann ist es gut und erleichternd, jemand Vertrauten neben sich zu haben, mit dem man reden und bei dem man seinen »Frust« abladen kann. Niemand kann eine solche Rolle besser ausfüllen als meine liebe Frau, der ich auf diesem Wege nicht nur ganz herzlich für ihr Verständnis, ihr Zuhören und für die manchmal wirklich langen Gespräche danke, sondern auch für ihre allzeit aufmunternden und anregenden Worte, wenn ich wieder einmal alles hinschmeißen wollte. Sie gab mir in den vielen Jahren immer wieder die Kraft, positiv nach vorne zu schauen und mit neuem Elan den nächsten Einsatz anzugehen.

Auch meinem Sohn Dominique, der selbst unter anderem ausgebildeter Rettungsassistent ist und viele Jahre aktiv im Rettungsdienst tätig war, danke ich für viele fachliche Auseinandersetzungen – die ich bei Weitem nicht immer gewann – und für seine fundierten Hinweise und Tipps aus seiner Sicht und Erfahrung, die mir oft sehr geholfen haben. Diese Gespräche waren manchmal so intensiv und profiliert, die Standpunkte prallten so heftig aufeinander, dass wir fast, aber auch nur fast, ins Streiten kamen, aber schön waren sie auf jeden Fall und ich möchte sie auch in Zukunft auf keinen Fall missen.

Es erfüllt einen natürlich mit Stolz und Befriedigung, wenn man nach einem erfolgreichen Einsatz – und das ist Gott sei Dank bei Weitem die Mehrzahl – zurück zu seinem Standort fährt. Man freut sich, wenn Schmerzen genommen werden konnten, der Herzinfarkt oder der Schlaganfall rechtzeitig in die Klinik verbracht, der Unfallpatient gut versorgt aus dem Wrack geborgen werden konnte oder die Unterzuckerte wieder aufwacht. Dies ist der angenehme Ausgleich für getane Arbeit, für manche Stunde voller Desillusionierung.

Neben den Schilderungen der verschiedenen Einsätze habe ich mir auch den einen oder anderen mehr oder minder tiefsinnigen Gedanken zu grundsätzlichen Fragen gemacht. Dazu gehören Überlegungen zu den Kosten im Rettungsdienst ebenso wie Kurzinformationen über einzelne Erkrankungen mit Hinweisen zur Ersten Hilfe.

Ein Glossar, in dem die wichtigsten Begriffe der Notfallmedizin und der Ersten Hilfe erläutert werden, soll den Inhalt dieses kleinen Büchleins abrunden und ist im Anhang aufgeführt.

1.

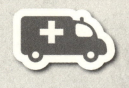

LEHRJAHRE

Weißer Kittel, weiße Hose, weißes Hemd, Krawatte, weiße Socken und Schuhe und stolz das Stethoskop in der rechten Kitteltasche, so stehe ich an einem kühlen Aprilmorgen vor der Eingangstür einer großen unfallchirurgischen Klinik. Es ist meine erste Stelle als Medizinalassistent, ich habe das Examen bestanden und nur wenige Tage später meine Doktorprüfung abgelegt …

»Hoppla, was kostet die Welt mit Beleuchtung? Da bin ich, jetzt kann es losgehen.« Und trotzdem klopft mir vor Aufregung das Herz bis zum Hals. Was wird mich erwarten? Ich habe, außer von meinen verschiedenen Famulaturen her, keine Ahnung, wie es in einer großen Klinik wirklich zugeht. Ganz absichtlich hatte ich meine Famulaturen nur in kleineren Häusern absolviert: Erfahrungsgemäß kann man dort wesentlich mehr sehen und auch selbstständiger arbeiten als in großen Kliniken, in denen man einer bestimmten spezialisierten Abteilung zugeordnet wird und dann zwar auf diesem Gebiet einen Überblick erhält, aber nichts oder nicht viel von anderen Abteilungen mitbekommt. Im familiären Umfeld gab es leider auch niemanden, der mich über die Gepflogenheiten in einem großen Krankenhaus aufklären beziehungsweise vorbereiten hätte können. Nein, ich war ganz auf mich alleine gestellt und musste da nun einfach durch.

Bereits meine erste Bewerbung um eine Medizinalassistentenstelle war erfolgreich – und das in einer der größten kommunalen Kliniken der damaligen Bundesrepublik Deutschland! Darauf war ich natürlich mächtig stolz. Vieles habe ich in den folgenden zwei Jahren in den verschiedenen Abteilungen (Chirurgie, Innere Medizin, Frauenheilkunde und Anästhesie / Intensivstation) dieses Klinikums gelernt; alles war für mich zwar neu, aber unendlich interessant. Auch war ich immer bereit, notfalls länger am Arbeitsplatz zu bleiben und bestimmte Untersuchungen oder andere Aufgaben zu übernehmen – obwohl ich als Medizinalassistent anfangs noch nicht selbstständig, sondern nur unter entsprechender Aufsicht arbeiten durfte. Manches habe ich dabei zusätzlich gesehen und kennengelernt, das mir bei meiner späteren beruflichen Tätigkeit viel geholfen hat. Neben den vorgeschriebenen Monaten in den Pflichtabteilungen Chirurgie, Innere Medizin und Frauenheilkunde verblieben mir eine Reihe von Zeiteinheiten, die ich frei wählen konnte. Ich entschloss mich, diese auf der Anästhesie- und Intensivabteilung der beiden dortigen Chirurgischen Kliniken (nämlich Unfall- und Allgemeinchirurgie) zu verbringen – ich habe es nie bereut.

Dort waren zwei Oberärzte tätig, Zwillinge, beide hervorragende Anästhesisten und Intensivmediziner, die sich meiner – des ersten Medizinalassistenten der jungen Abteilung überhaupt – mit Hingabe und Freude annahmen und versuchten, mir in acht Monaten zumindest einen kleinen Teil dessen beizubringen, was zu diesem umfangreichen Tätigkeitsfeld gehört. Dazu muss man wissen, dass eine eigene Anästhesieabteilung und Intensivstation damals noch etwas Besonderes darstellte und im Gegensatz zu heute nur großen Kliniken vorbehalten war.

Unter anderem lernte ich bei ihnen auch das Intubieren, also das Einführen des Tubus in die Luftröhre:

»Keine Zurückhaltung, sehen Sie da die beiden senkrechten weißlichen Faserbündel?«

»Ja.«

»Das sind die Stimmritzen und dort müssen Sie nun den Tubus hindurch in die Luftröhre vorschieben, aber vorsichtig, gaaaanz vorsichtig, ohne Kraftaufwand und nicht zu tief, bloß so weit ...«, er zeigte mit dem Zeigefinger seiner linken Hand auf eine schwarze Markierung, die am Tubus sichtbar war, und erklärte mir, dass diese Linie ungefähr der Zahnreihe des Patienten entspräche. So weit sollte der Tubus also bei einem normal großen Erwachsenen in die Luftröhre vorgeschoben werden.

In der Folge durfte ich – zunächst unter Aufsicht, später selbstständig – täglich vielfach intubieren, wobei für eventuelle Notsituationen immer die Möglichkeit der Hilfestellung von Fachärzten gegeben war.

Im Laufe der Zeit erlangte ich eine solche Fertigkeit und Sicherheit, dass ich auch schwierige Intubationen bei abnormen anatomischen Verhältnissen oder bei schweren Verletzungen im Hals- und Gesichtsbereich sicher durchführen konnte.

So erlernte ich auf einfache Art und Weise diese oft lebensrettende Technik, die ich in Zukunft noch oft anwenden sollte und die für meine spätere Notarzttätigkeit von eminenter Bedeutung war.

Nachdem ich mich entschlossen hatte, den medizinischen Beruf zu ergreifen und Arzt zu werden (und dies stand für mich praktisch seit meinem 15. Lebensjahr fest), habe ich vor Beginn des Studiums das sogenannte Krankenpflegepraktikum in einem kleinen städtischen Krankenhaus abgeleistet. Das Krankenpflegepraktikum war für alle Medizinstudenten obligatorisch und musste für die Zulassung zum Vorphysikum (einer theoretischen Prüfung, die nach dem zweiten Semester Medizin abgelegt werden musste) nachgewiesen werden. Ich absolvierte dieses Praktikum auch deshalb bereits vor Beginn des Studiums, um zu sehen, ob mein Wunschberuf von mir auch ausgeführt werden konnte und ob er meinen Vorstellungen entsprach, denn mit Medizin allgemein und dem Arztberuf im Besonderen hatte ich bis zu diesem Zeitpunkt keinerlei Berührungspunkte gehabt – weder vonseiten meiner Eltern noch der näheren und weiteren Verwandtschaft her.

Das Praktikum, heute würde man »verlängerter Schnupperkurs« sagen, in dem man allgemeine pflegerische Tätigkeiten erlernte und das dazu dienen sollte, den angehenden Mediziner auch mit den »Niederungen« seiner späteren Berufstätigkeit bekannt zu machen, bereitete mir unendlich viel Spaß und Freude und bestätigte mich voll und ganz in meinem Berufswunsch.

Meiner Meinung nach sollte eine ganz wesentliche Fertigkeit des Arztes auch darin bestehen, ohne besondere Schwierigkeiten eine Vene zur Blutentnahme oder für die Verabreichung von Spritzen und Infusionen punktieren zu können. Nachdem ich meine »Ärztliche

Vorprüfung« nach dem fünften Semester Medizinstudium bestanden hatte und nun mit meinen klinischen Semestern beginnen konnte, war es obligatorisch, bis zum abschließenden Staatsexamen eine gewisse Anzahl von Monaten in einem Krankenhaus zu »famulieren«, das heißt, dort auf einer Station oder in verschiedenen Abteilungen als »Hiwi« tätig zu werden. Als solcher wurde man im ärztlichen Bereich zu bestimmten Mithilfen herangezogen, durfte zum Beispiel manchmal als dritter oder vierter Assistent bei Operationen assistieren, lernte Verbände zu machen, Gipsschienen anzulegen, die EKG-Kabel richtig zu platzieren und vieles mehr. Man ging bei der Visite mit, erhob, zunächst unter Aufsicht, später alleine, die Krankengeschichte und führte auch die eine und andere Untersuchung durch, deren Ergebnis natürlich penibel vom Stationsarzt kontrolliert wurde.

All dies hing zum einen natürlich ganz wesentlich vom eigenen Interesse und dem eigenen Engagement ab, zum anderen aber auch von der Stationsführung, sowohl von ärztlicher Seite als auch von der Schwesternschaft her. Hier hatte ich das unwahrscheinliche Glück, auf einer Station mit einer Stationsschwester zu arbeiten – um nicht zu sagen, »unter einer Stationsschwester zu leiden« –, die mir streng und sehr nachdrücklich, aber immer hilfsbereit, das »Handling« und das Gefühl für Venenpunktionen dermaßen gut beibrachte, dass ich bis heute davon profitiere. In besagtem Krankenhaus war es nämlich üblich, dass die Stationsschwestern die Blutabnahmen durchführten. Die Punktionen einer Vene für Blutabnahmen oder Injektionen sind ja identisch, es gilt dabei immer, das Gefäß mit der Nadel oder dem Venenverweilkatheter zu treffen. Besagte Stationsschwester duzte übrigens jeden, einschließlich dem Chefarzt.

»Nicht eine Vene oder ein anderes Blutgefäß nur zu *sehen*, ist wichtig, nein, du musst sie *fühlen*, tasten, erleben, empfinden. Ertaste die Richtung der Vene mit den Fingern. Auch wenn sie etwas tiefer liegen, kannst du sie wie einen feinen Strang fühlen und tasten, führe die Spritze mit ganz leichter Hand, halte die Haut etwas straff, damit sie nicht über der Vene verrutscht, stich ganz vorsichtig, aber trotzdem zügig kurz durch die Haut und schiebe dann die Nadel bis an das Gefäß heran, dann fühlst du plötzlich einen ganz leichten Widerstand und dann, mit einem kleinen Ruck, gehst du in die Vene rein, aber nicht zu tief, damit du nicht durchstichst …«

Gott sei Dank habe ich einen empfindlichen Tastsinn und konnte daher ihre Angaben und Beschreibungen leicht nachvollziehen. Natürlich ging es zuerst einige wenige Male schief beziehungsweise funktionierte nicht so gut und ich musste mich mit irgendwelchen Ausreden (»die Vene liegt zu tief«, »die Vene ist zu dünn«, »die Vene scheint verschlossen zu sein«) beim jeweiligen Patienten entschuldigen. Aber mit jeder Venenpunktion ging es besser und sehr schnell war ich sicher und routiniert. Diese Methode habe ich bis heute beibehalten und punktiere nach wie vor Blutgefäße, auch kleinste und tief im Gewebe versteckte sicher nach dem Motto: fühlen – tasten – erleben – empfinden.

Doch zurück zu den Anfängen meiner Notarzttätigkeit: Ich befand mich in der Fachausbildung zum Internisten in einer der vier Medizinischen Kliniken des Klinikums, an dem ich auch schon einen Teil meiner Medizinalassistentenzeit abgeleistet hatte. Bedingt durch die zahlreichen Einlieferungen, insbesondere auf der zentralen Entgiftungsstation, die dieser Medizinischen Klinik angeschlossen war, hatte ich viel Kontakt mit den Sanitätern und es entwickelte sich manches fruchtbare Gespräch. Deshalb ergab es sich, dass ich auf dem Heimweg von der Klinik immer wieder mal auf der Rot-Kreuz-Wache, die direkt auf meinem Wege lag, vorbeischaute, um ein kleines Pläuschchen zu halten und um den ganzen Betrieb einer solchen Rettungswache kennenzulernen.

Wieder einmal befand ich mich rein zufällig auf der Wache in der N.-Straße und schaute den beiden Diensthabenden in der Notrufzentrale etwas über die Schulter, als über Telefon ein Notruf wegen eines Verkehrsunfalls einlief und ich einfach einmal fragte: »Darf ich mitfahren?« Der Disponent (das ist der Mitarbeiter, der die Einsätze über Funk hinaus gibt und koordiniert) schaute mich groß an und meinte dann nur: »Meinetwegen.« Ich hatte irgendwie den Eindruck, dass er von der Tatsache, dass da plötzlich ein Doktor auf dem Rettungswagen mitfahren wollte, nicht gerade sehr begeistert schien.

In N. waren damals bereits mehrere Rettungswagen unterschiedlicher Bauart im Einsatz, aber ein organisierter Notarztdienst wurde noch nicht durchgeführt. Lediglich ein niedergelassener Chirurg, der gleichzeitig Bereitschaftsarzt beim BRK (Bayerisches Rotes Kreuz) war, rückte, wenn er sich auf der Rettungswache befand, vereinzelt mit aus.

Ich lief also zum Rettungswagen, damals einem Ford-Transit, setzte mich hinten hinein und fuhr das erste Mal in meinem Leben mit Blaulicht und Martinshorn zu einem Verkehrsunfall mit. Nach wenigen Minuten waren wir am Einsatzort angekommen. Ich sprang raus, konnte den nicht schwer verletzten Fahrer mit einer Infusion kreislaufmäßig stabilisieren und wir brachten ihn dann ins Krankenhaus.

Vor der Ära der Rettungs- und Notarztwagen lautete das Motto »Load and go«, also »Lade ein und fahre.« Wir hingegen hatten erstmalig einen verunfallten Patienten noch vor Ort mit einer Infusion versorgt und ihn erst anschließend in die Klinik gefahren. Dort war man sehr erstaunt, als die Sanitäter zusammen mit einem Arzt den Patienten übergaben. Entsprechende Befundprotokolle, wie wir sie heute kennen, gab es seinerzeit noch nicht.

Auch Infusionen waren zum damaligen Zeitpunkt – zumindest in der allerersten Anfangsphase – praktisch alles an Medikamenten, natürlich neben entsprechenden Verbands- und Schienenmaterial, was an Bord eines Rettungswagens vorhanden war. Dies hat sich natürlich in sehr kurzer Zeit signifikant geändert.

Irgendwie war ich an diesem Abend stolz und hatte das Gefühl, etwas Besonderes bewirkt zu haben. Im Laufe der nächsten Tage erzählte ich also zwei Kollegen von diesem »Einsatz« und plötzlich machte einer aus der Runde den Vorschlag, uns doch öfter auf der »Rot-Kreuz-Wache« aufzuhalten, um bei Bedarf mitfahren zu können. Schnell akzeptierten die Mitarbeiter der Hilfsorganisation, dass sich da immer ein paar »Mediziner« herumtrieben, die bei Unfällen mit dem Rettungswagen mitfahren wollten. Die Entwicklung ging in ganz kurzer Zeit dahin, dass wir gemeinschaftlich einen Dienstplan aufstellten, sodass sich nicht – wie es anfänglich häufiger geschehen war – zufällig mehrere Kollegen auf der Wache trafen und alle bis auf einen wieder abziehen mussten.

Das alles geschah in unserer dienstfreien Zeit, nicht gerade die ganze Nacht hindurch, aber auf alle Fälle bis in die späten Abendstunden. Der neue Plan sah bereits einen 24-Stunden-Dienst vor und sollte damit der Leitstelle die Möglichkeit geben, zu jeder Tages- und Nachtzeit einen Notarzt – so bezeichneten wir uns selber – zur Verfügung zu haben. Da wir alle, bis auf einen niedergelassenen Kollegen, in der Klinik, wenn auch in verschiedenen Abteilungen, tätig waren, baten wir bei unseren jeweiligen Chefs um Erlaubnis, auch während der Dienstzeit die Klinik zu derartigen Einsätzen verlassen zu dürfen, was ohne Einschränkungen gestattet, ja sogar gefördert wurde.

Das hing natürlich auch damit zusammen, dass der Chefarzt der Chirurgischen Unfallklinik gleichzeitig der Chefarzt des Kreisverbandes war. Auch mein damaliger Chef war von meinem Anliegen sehr angetan und hatte nichts gegen ein Verlassen der Klinik unter den gegebenen Umständen einzuwenden. Verständigt wurden wir über den Klinikpiepser. Da praktisch immer mehrere Rettungs- oder Krankenkraftwagen im Klinikgelände anwesend waren, war ein Verbringen oder direktes Mitnehmen des Notarztes an die Notfallstelle ohne Schwierigkeiten möglich. In der Freizeit hielt sich der Arzt – natürlich laut Dienstplan – auf der Rettungswache auf, bekam dort dann ein kleines Schlafkämmerchen zugeteilt, wurde bei Bedarf geweckt und fuhr auf dem Rettungswagen mit. Im Laufe der Zeit wurde es dann doch etwas mühselig, sich immer – sei es am Wochenende oder während der Feiertage – auf der Wache aufzuhalten.

Über persönliche Beziehungen eines Kollegen von uns wurde daher Anfang der Siebzigerjahre Kontakt mit BMW aufgenommen und in gemeinsamer Entwicklung wurde ein BMW 520 I aus der Sonderfahrzeugreihe nach unseren Vorschlägen zu einem Notarzteinsatzfahrzeug, kurz NEF, umgebaut, eingerichtet und uns unentgeltlich zur Verfügung gestellt. Es erhielt Blaulicht, Presslufthörner, Funkausrüstung im 4- und 2-Meter-Bereich, Radio, Medikamentenausstattung, Intubationsbesteck (das sind zusammengefasst die notwendigen Dinge für eine Intubation: Tuben verschiedener Größe, verschiedene Spatel mit Kaltlichtquelle, Handgriff mit Batterien, Führungsdraht, Mullbinden, Pflaster, Schleimhautanästhesiesalbe) und vieles mehr. Nun waren wir endlich unabhängig und konnten, da wir alle selbst am Steuer saßen, von der Klinik und von zu Hause aus die Einsätze direkt fahren. Das vereinfachte die ganze Angelegenheit wesentlich und das »Kompaktverfahren« wurde in ein »Rendezvous-System« übergeführt.

Es ist jedoch klarzustellen, dass das Einsatzaufkommen zur damaligen Zeit bei Weitem nicht so hoch war, wie es heute ist. Die Einsätze bezogen sich zu diesem Zeitpunkt praktisch zu 100 Prozent auf traumatologische Ereignisse, also Verletzungen bei Verkehrsunfällen, Verbrennungen bei Feuerwehreinsätzen, Berufsunfälle und Ähnliches. Internistische Einsätze wurden praktisch überhaupt noch nicht gefahren, sondern haben sich über die Jahre hin allmählich zusätzlich entwickelt. Sie begannen in unserem Raum eigentlich bei Vergiftungen in Form von gewerblichen Vergiftungen oder noch mehr bei Selbstmordversuchen, wo der Notarzt mit an den Notfallort fuhr. Dies geschah und geschieht auch heute noch aus der Kenntnis heraus, dass die Zeit der Freund des Giftes und der Feind der Therapie ist, denn je schneller ich als Notarzt Gegenmaßnahmen ergreifen kann, desto eher habe ich auch den entsprechenden Erfolg.

Darauf folgten allmählich weitere internistische Indikationen für den Notarzteinsatz nach, wie zum Beispiel Herzinfarkt, akute Bauchschmerzen oder plötzliche Bewusstlosigkeit; es kamen die neurologisch/psychiatrischen Indikationen wie epileptischer Anfall oder akute Psychose hinzu, weiterhin Fieberkrämpfe bei Kindern oder beginnende Geburten. Der Schlaganfall war damals noch keine Notarztindikation, weil man von der Tatsache ausging, dass man sowieso nichts machen könne. Der Schlaganfallpatient wurde ganz normal mit einem Krankenkraftwagen in die Klinik gebracht. Wie sich das im Laufe der Zeit geändert hat, steht an anderer Stelle. Heute gilt der Schlaganfall als Notarzteinsatzindikation ganz oben auf der Liste. Durch diese »nicht traumatologischen« Einsätze hat sich das Spektrum natürlich ganz wesentlich verschoben; sie machen heute etwa drei Viertel aller Notarzteinsätze aus.

2.

MYSTERIÖSER ARBEITSUNFALL

Ein ganz besonderer Einsatz ist mir im Gedächtnis geblieben, nämlich bei einem Arbeitsunfall, von dem ich bis heute nicht weiß, wie er eigentlich passieren konnte.

An einem Montagvormittag bei schönstem Sonnenschein wurden wir, das heißt das Rettungswagen-Team und ich, gegen 10 Uhr zu einem »Gerüststurz« alarmiert. Weitere Informationen, außer der Adresse, waren von der Leitstelle nicht zu erhalten, auch keine Angaben über die vermutliche Fallhöhe. Nach unserem gemeinsamen Eintreffen am angegebenen Notfallort, einer Baustelle, wurden wir zunächst von mehreren Arbeitern in ein größeres Bauwerk und dort durch mehrere Gänge und über zahlreiche Treppen ziemlich weit nach unten geführt und landeten schließlich vor einer angelehnten Metalltür.

»Da ist er drin«, wurde uns nur kurz mitgeteilt – und plötzlich waren alle weg, wir waren alleine. Schon diese Tatsache war irgendwie auffällig, denn wenn es heißt »Gerüststurz«, dann erwarte ich normalerweise, dass der Patient von einem Gerüst gestürzt ist, das im Freien an einem Gebäude angebracht ist. Aber vielleicht war ja auch ein Gerüst an einer Wand in einem hohen Raum gemeint gewesen?

Ein Assistent versuchte sofort, den nach innen aufgehenden Zugang mit entsprechendem Druck zu öffnen, aber irgendetwas blockierte die Tür. Unter großer Anstrengung gelang es ihm schließlich, sie zu öffnen, und er zwängte sich durch den endlich entstandenen schmalen Spalt. Er verschwand nach innen, um bereits nach wenigen Sekunden zu rufen: »Schnell, Doc, hier liegt er, beeil dich!«

Ich drängte mich nun ebenfalls durch die enge Öffnung und sah direkt hinter der Tür auf dem Betonboden erst eine große Blutlache, dann einen Mann – sein Körper hatte das Öffnen der Tür behindert –, scheinbar ohne Bewusstsein und leise röchelnd. Schaumiges Blut quoll aus seinem Mund, die Augen waren geschlossen. Sofort tastete ich nach dem Puls, er war schwach, aber regelmäßig, die Pupillen zeigten sich mittelweit, es war keine Pupillendifferenz feststellbar, sie reagierten aber nur gering und verlangsamt auf Lichteinfall. Das Auffallendste aber war: Ein circa 1 Zentimeter starkes, rundes Moniereisen bohrte sich von unten in seinen Kopf und zwar – soweit ich zunächst erkennen konnte – am Übergang vom Hals zum Unterkiefer. Nach außen waren etwa 80 Zentimeter sichtbar.

»Los, wir müssen ihn etwas nach vorne ziehen, ich muss an den Kopf kommen, egal wie, dann Absaugung, Ambubeutel und Atemmaske«, rief ich. Gemeinsam mit dem Assistenten zog ich den Verletzten an den Beinen ganz vorsichtig weiter in den recht kleinen Raum hinein, wobei ich gleichzeitig das Moniereisen in Position hielt.

Sobald wir ihn etwas in den freien Bereich verlagert hatten, ließ sich die Tür richtig öffnen und der zweite Assistent schaffte unser Equipment herein (großer Rucksack mit allen nötigen Medikamenten und weiteren Hilfsutensilien, EKG-Gerät, Absaugpumpe, Sauerstoffgerät mit Beatmungsanteil). Jetzt kam ich auch besser an den Kopf heran. Das sofort angelegte Pulsoxymeter zeigte weniger als 60 Prozent Sauerstoffsättigung – ein alarmierender Wert –, die abgelesene Pulsfrequenz war hoch. Schnell saugte ich gezielt den Rachenraum ab. Es sammelte sich viel Blut im Auffangbehälter. Anschließend beatmete ich den Patienten, ohne dabei dessen Kopf zu bewegen, mittels Maske und Ambubeutel mit reinem Sauerstoff. Zwischenzeitlich wurde mir eine Infusion hergerichtet. Ich übergab die Beatmung an einen meiner Mitarbeiter – alle Rettungsassistenten und -sanitäter sind in der Beatmung von Patienten mit Atemmaske und Atembeutel ausgebildet und geübt – und legte die Infusion zunächst mittels einer dicken Venenverweilkanüle in den linken Arm an.

Während sonst bei derartigen Arbeitsunfällen immer ganze Trauben von Arbeitern neugierig zuschauen, war diesmal niemand zu sehen. Wir waren in dem nur wenige Quadratmeter großen

Raum vollkommen für uns alleine, es führte lediglich noch eine offen stehende Tür ins Freie, daneben befand sich ein Fenster, sodass wenigstens Tageslicht hereinfiel. Während wir den Patienten weiter versorgten, riefen wir immer wieder laut nach weiteren Helfern zum Halten der Infusion und für kleine Handreichungen – vergeblich. Niemand ließ sich blicken – sehr auffallend und sehr komisch! Gott sei Dank trafen schließlich zwei Polizeibeamte bei uns ein, die uns tatkräftig unterstützten. Jetzt sah ich mir das Ganze etwas genauer an: Wie gesagt, ein circa 1 Zentimeter starkes Moniereisen ragte kurz vor dem Kehlkopf etwa 70 bis 80 Zentimeter weit aus dem Unterkiefer des Mannes heraus. Wie weit dieses Eisen durch den Kehlkopf, Oberkiefer beziehungsweise Gaumen in den Kopf vorgedrungen war, konnte ich nicht feststellen. Auf jeden Fall sah oder fühlte ich nirgends auf dem Kopf eine Austrittsstelle.

»Trapanal, Intubation!«

Jetzt wandte ich mich an einen der Polizeibeamten: »Bitte gehen Sie auf unseren Funkkanal und informieren Sie unsere Leitstelle. Wir benötigen Hubschrauber für Maximalklinik mit Neurochirurgie, Patient circa 40 Jahre, männlich, Moniereisen von unten durch Kehlkopf und Gaumen in den Schädel, wie weit, nicht bekannt. Patient intubiert und beatmet.« Der Beamte wiederholte kurz und eilte davon.

Einer der Rettungsassistenten hatte zwischenzeitlich vorsorglich weiteres, eventuell benötigtes Material, wie zum Beispiel Intubationsbesteck, notwendige Medikamente etc. ausgepackt und bereitgelegt. Nun reichte er mir ohne Verzögerung den Intubationsspatel (Hilfsmittel zur Intubation, bestehend aus Spatel und Handgriff). Die Beatmung wurde kurz unterbrochen, ich legte mich so gut wie möglich auf den Bauch und führte dann den Spatel ganz vorsichtig in den Rachenraum ein und hob den Rachenhintergrund dabei behutsam etwas an. Dabei hielt ich gleichzeitig in der anderen Hand den Absaugschlauch und entfernte noch etwas schaumiges Blut aus dem hinteren Rachenraum. Ich tastete mich mit dem Spatel vorsichtig Millimeter um Millimeter weiter vor und dann konnte ich es sehen: Tatsächlich bohrte sich das braune Eisen durch den Unterkiefer hindurch, ich sah es an der linken Stimmritze hervorkommen und hinter dem Zäpfchen wieder nach oben in den harten Gaumen – und damit sicher in den Kopf hinein – verschwinden.

»Kleiner Tubus, etwa 7,5er, sonst komme ich nicht vorbei.« – »Mit oder ohne Mandrin?« – »Mit!«

Zwischenzeitlich hatte ich den Spatel wieder herausgenommen und beatmete jetzt den Patienten erneut von Hand – ohne dessen Kopf zu bewegen.

»Los, gib ihm 300 Milligramm Trapanal«, ordnete ich an, nachdem man mir die fertig aufgezogene Spritze mit der dazugehörigen Durchstechampulle zur Kontrolle gezeigt hatte. Wenige Sekunden später war das Medikament injiziert und nach kurzer Zeit wurde dadurch für mich die Beatmung leichter (Atemschwäche durch das Medikament).

Ich legte mich wieder auf den Bauch, konnte mit dem Spatel abermals den Kehlkopf einstellen, ohne den Kopf des Verunfallten zu bewegen, und es gelang mir, den Tubus vorsichtig am Moniereisen vorbei und zwischen den Stimmritzen hindurch gerade so in die Luftröhre einzuführen. Schnell war der Tubus »geblockt« (luftdicht abgeschlossen – damit eventuell Erbrochenes nicht in die Luftröhre gelangen kann), der Mandrin entfernt und der Assistent gab mit dem Ambubeutel zwei bis drei Hübe Sauerstoff. Der Sauerstoffgehalt begann langsam zu steigen. Anschließend saugten wir durch den Tubus erst einmal kräftig die Bronchien ab, wobei ebenfalls relativ viel Blut gefördert werden konnte. Jetzt kontrollierte ich den richtigen Sitz des Tubus und war zufrieden; beide Lungenhälften wiesen gleichmäßige Atemgeräusche auf. Das Abhören des Magens war unauffällig. Die Sauerstoffsättigung lag nun bei mehr als 70 Prozent und stieg kontinuierlich weiter an. Ich ließ unser automatisches Beatmungsgerät herrichten, wir legten die notwendigen Beatmungsparameter fest und schlossen dann den Tubus über den

Atemschlauch an das Gerät an. Die intermittierende Kontrolle des Pulses brachte keine neuen Erkenntnisse.

Jetzt legte ich zwei weitere großvolumige Verweilkanülen in Venen an beiden Armen, durch die jeweils die entsprechenden Infusionen liefen. Die durchgeführte Blutdruckmessung zeigte noch deutlich erniedrigte Werte, im angelegten EKG fand sich ein schneller Sinusrhythmus, alles zusammen Hinweis auf einen mäßig ausgeprägten Schock. Als der Patient sich zu regen begann, musste ich ihn natürlich, da ich nicht wusste, wie weit das Eisen in den Kopf vorgedrungen war, absolut ruhigstellen, was mit einem Muskelrelaxans, wie man es auch zur Ruhigstellung der Muskulatur bei Operationen verwendet, leicht gelang. Zusätzlich erhielt er ein stark wirkendes Schmerz- und Betäubungsmittel.

Wenig später traf auch die Besatzung des Hubschraubers bei uns ein. Zusammen mit dem begleitenden Kollegen besprach ich das weitere gemeinsame Vorgehen, da der Kopf und das Eisen unverrückbar verbunden bleiben mussten. Alles wurde mit Binden so fixiert, dass eine Bewegung von Kopf oder Eisenstück nicht möglich war, und wir konnten einen zwar intubierten und beatmeten, aber jetzt kreislaufstabilen Patienten übergeben. Ganz vorsichtig wurde er auf die Trage des Helikopters gebettet, die Überwachungsmonitore und das Beatmungsgerät wurden entsprechend gewechselt und wieder ging es durch Flure und Gänge zum wartenden Hubschrauber, natürlich unter laufender Beatmung und Kontrolle der vitalen Parameter. Weitere Maßnahmen waren im Augenblick nicht notwendig und kurze Zeit später wurde der Patient in die Klinik der Maximalversorgung geflogen.

Recht erleichtert und auch befriedigt über die absolut gelungene Stabilisierung des Patienten schauten wir uns anschließend noch ein wenig in der Gegend um. Soweit wir rekonstruieren konnten, war er vom ersten Stock des Gerüsts ausgerechnet auf das einzige senkrecht im Boden steckende Moniereisen gefallen und hatte sich dann durch die offene Tür noch in den kleinen Raum geschleppt, wo er endgültig zusammengebrochen war. Dazu müsste er allerdings das Moniereisen aus dem Boden gezogen haben, es unverrückbar festgehalten haben und es dann noch bis in den kleinen Raum geschafft haben. Na ja, es gibt sicher auch noch andere Möglichkeiten …

Einige Stunden später erhielt ich auf der Rettungswache ein Fax der aufnehmenden Klinik mit einem Ganzkörper-CT des Verunglückten, aus dem klar zu ersehen war, dass das Moniereisen bis kurz unter die Schädeldecke vorgedrungen war. Dieses Eisen wurde – wie, weiß ich nicht – im Krankenhaus vorsichtig unter Röntgensichtkontrolle entfernt, die entsprechenden Wunden wurden versorgt und der Patient auf die Intensivstation verlegt. Er hat das Ganze überlebt und anschließend erfolgte die Aufnahme in einer Reha-Klinik. Nach den letzten Informationen, die mir vorliegen, geht es ihm gut, er hat anscheinend nur ganz geringe Defizite.

Wie es nun eigentlich zu der Verletzung gekommen war, haben wir nie erfahren – mir persönlich erschien einiges an dem Ganzen nicht ohne Weiteres nachvollziehbar …

3.

PSYCHISCHE ENTGLEISUNGEN

Es war ein normaler, zeitiger Mittwochmorgen im Spätherbst, die Dämmerung hatte gerade eingesetzt. Zunächst über den Piepser und dann über das Funkmeldesystem wurde ich von der zuständigen Leitstelle informiert, dass ich als Notarzt in ein etwas weiter entferntes Dorf fahren sollte. Die Mitteilung auf dem Display lautete einfach und lapidar: »Psychische Entgleisung« ... Das war alles.

»Leitstelle, was liegt an?«, wollte ich wissen, denn die Information war nun doch ein wenig dürftig. »Wir wissen auch nicht mehr, die Anforderung kam über die Leitstelle R., die Polizei kommt auch, schalten Sie dann später um!« Damit meinte der Disponent, dass ich von unserem Funkkanal auf den Kanal der Leitstelle R., in deren Funkgebiet der Einsatzort lag, umschalten sollte. Damit war ich genauso klug wie zuvor!

Bei derartigen Mitteilungen kann es sich nun wirklich um alles Mögliche handeln, um bewaffneten Angriff, Selbstmorddrohungen, akute Psychose mit Wahnvorstellungen und vieles andere mehr.

Derartige Szenarien gingen mir durch den Kopf, als ich mit eingeschaltetem Blaulicht und Martinshorn mithilfe des Navi zum angegebenen Einsatzort fuhr. Unterwegs meldete ich mich noch bei meiner Leitstelle ab und bei der neuen Leitstelle an, da ich ja den Einsatzbereich wechselte. Dieses Umschalten von einem Kanal auf den anderen ist während einer Einsatzfahrt gar nicht so einfach, wenn man selbst am Steuer sitzt: fahren mit Sonder- und Wegerechten, den Funk beachten, mit der rechten Hand den neuen Kanal einstellen – dazu muss man mindestens drei bis vier Knöpfe in einer bestimmten Reihenfolge drücken oder Schalter drehen –, mit der linken Hand steuern und gleichzeitig den Verkehr genau beobachten. Wenn dann noch Regen oder gar Schneetreiben dazu kommt, bleibt aus Sicherheitsgründen manchmal nichts anderes übrig, als kurz stehen zu bleiben, den Kanal zu wechseln, weiterzufahren, und so weiter.

Die andere Leitstelle konnte mir aber auch nicht weiterhelfen, es hieß auch hier lapidar: »Anforderung durch die Polizei.«

Bald kam ich in dem kleinen Ort an und sah schon von Weitem ein Polizeifahrzeug zusammen mit einem Rettungswagen vor einem Haus am Straßenrand stehen. Die Eingangstür zur Wohnung stand weit offen und ich ging hinein. Dann hörte ich Stimmen, darunter die einer aufgeregten, heftig weinenden Frau. Ich folgte den Stimmen und erreichte die Küche, wo eine ganze Reihe von Personen versammelt war. Polizeibeamte, Rettungsassistenten, dazwischen eine Frau mittleren Alters. Sie lief agitiert in der Küche umher und stammelte immer wieder nur: »Mein Sohn, mein Sohn …«

Ich stellte mich vor und die Beamten berichteten mir kurz und bündig, dass sie der Frau die traurige Nachricht vom Unfalltod ihres Sohnes überbracht hatten. Dieser war auf der Fahrt zur Arbeit bei einem Verkehrsunfall ums Leben gekommen. Die Mutter hatte auf die Nachricht mit Entsetzen, Unverständnis und mit heftigen Weinkrämpfen reagiert, sie sei zwar nicht aggressiv geworden, aber doch psychisch vollkommen ausgerastet, habe sich aufhängen wollen, »ins Wasser gehen« und so weiter. Aus diesen Gründen hatten die Beamten uns, Rettungsdienst und Notarzt, verständigt.

Ich wandte mich der Frau zu, drückte ihr mein Beileid aus und fragte, ob ich etwas für sie tun könne. Trotz wiederholten Fragens erhielt ich keine Antwort, meine Fragen schienen einfach nicht zu ihr durchzudringen. Dann lediglich ein Kopfschütteln. Dazwischen immer wieder heftige Weinkrämpfe. Andere Angehörige waren bereits von der Polizei verständigt worden und waren auf dem Weg. Auf die Frage, ob ich ihr ein Beruhigungsmittel geben sollte, wies sie mich mit den Worten »Ich brauch nichts, schaut, dass ihr abhaut!« brüsk ab. Unser Angebot, einen Pfarrer zu verständigen, wurde ebenfalls schroff abgewiesen.

»Soll ich Ihnen etwas zur Beruhigung geben?«, fragte ich sie mehrmals, ohne eine Antwort zu erhalten oder eine entsprechende Reaktion zu erkennen.

Dann kam ich mit ihr auf das Kriseninterventionsteam, kurz KIT, zu sprechen, erklärte ihr ruhig, was es damit auf sich hat, und nach wenigen Minuten war sie endlich einverstanden, dass ein Team kommen sollte (ohnehin hatten wir es unbemerkt von ihr bereits von der Leitstelle angefordert). Nur wenig später trafen die Mitarbeiter des Kriseninterventionsteams ein, und nachdem wir sie über die Sachlage informiert hatten, konnten wir uns zusammen mit der Polizei verabschieden, da wir die Frau jetzt in guter fachlicher Obhut wussten.

Die Patientin befand sich natürlich in einem absoluten psychischen Ausnahmezustand und entsprechend dürfen ihre heftigen Reaktionen nicht auf die Waagschale gelegt werden.

*

Aber nicht nur derartige harmlose Vorkommnisse aus dem Bereich der psychogenen Reaktionen gehören zum Notarztdienst, sondern auch solche mit schwerwiegenderen Folgen. Einen solchen Fall möchte ich ebenfalls als Beispiel schildern:

Donnerstag an einem frühen Nachmittag im Frühjahr. Es war bereits angenehm warm, die Sonne schien vom wolkenlosen Himmel, wir Diensthabenden befanden uns auf der Rettungswache, als ich gleichzeitig mit dem Rettungswagen alarmiert wurde, um in einen nahe gelegenen Ort zu fahren. Schnellstmöglich begaben wir uns zu unseren Fahrzeugen. Die Einsatzmeldung auf dem Display des Funkmeldesystems lautete: »Bewusstlose Frau, wahrscheinlich Schlägerei, Einzelheiten nicht bekannt.«

»Schlägerei? Frau? Was soll denn das?«, ging es mir durch den Kopf. Also Blaulicht, Frontblitzer und Martinshorn an, Fahrlicht eingeschaltet. Navi brauchte ich nicht, da ich mich dem gleichzeitig ausrückenden Rettungswagen direkt anschloss.

Bereits nach wenigen Minuten trafen wir an der angegebenen Adresse ein, wo uns schon am Eingang ein Polizeibeamter erwartete. Schnell ergriffen wir unsere Ausrüstung und folgten dem Beamten direkt in den Garten. Schon von Weitem sahen wir eine Person auf dem Rasen liegen. Aus den Augenwinkeln konnte ich einen weiteren Beamten beobachten, der bei einem großen, kräftigen Mann stand, welcher an einer Hausmauer lehnte und dessen Hände auf dem Rücken gefesselt waren. Bei der auf dem Boden liegenden Person angekommen – es handelte sich um eine ältere Frau und sie war in die stabile Seitenlage gebracht worden –, sprach ich diese an: »Hallo, können Sie mich hören, können Sie mich verstehen?« Keine Antwort.

Gemeinsam drehten wir sie vorsichtig auf den Rücken und sofort fiel mir das vollkommen entstellte, zum Teil bläulich verfärbte Gesicht auf. Beide Augen waren vollkommen zugeschwollen, die Lippen aufgeplatzt, die Haut über den Wangenknochen ebenfalls aufgequollen und leicht blutend. Mittels des Pulsoxymeters (Gerät mit Fingerclip zur Bestimmung der Sauerstoffsättigung im Blut) konnten wir rasch eine noch ausreichend gute Sauerstoffversorgung feststellen, der Puls war jedoch flach und deutlich beschleunigt. Die Pupillen konnte ich nicht beurteilen, da ich die Augenlider nicht anheben konnte. Auf Schmerzreize erfolgte keinerlei Reaktion, die Frau war also sicher tief bewusstlos.

»Der Mann hat seine Tante geschlagen, er ist Boxer«, wurden wir durch einen der Polizeibeamten informiert.

»Okay, zunächst Infusion, Sauerstoffmaske mit 9 Liter«, ordnete ich an. »Viggo?«, fragte mich einer der Rettungsassistenten und wollte damit wissen, welche Größe ich haben wollte. »Grün.«

Ich hatte bereits einen Arm von den Ärmeln der Bluse frei gemacht und konnte ohne Schwierigkeiten die mir gereichte Plastikkanüle in die Ellenbeugenvene einführen und fixieren. Nach Anschluss der Infusionsflasche bat ich einen der anwesenden Beamten – es war zwischenzeitlich ein weiterer Streifenwagen eingetroffen –, die Infusion zu halten, damit die Flüssigkeit in die Vene einlaufen konnte.

Mittlerweile waren auch die EKG-Elektroden in typischer Anordnung auf der Brust aufgeklebt, auf dem Monitorbild fand sich ein ausreichender Herzrhythmus ohne wesentliche Auffälligkeiten. Wenigstens bestand von dieser Seite her zunächst keine weitere Gefahr.

»Ich intubiere!« – »Welche Medikation?« – »Keine, sie ist tief bewusstlos, keine Reflexe!« – »Okay, welcher Tubus?« – »7,5er.«

Die Patientin zeigte weiterhin keinerlei Reaktionen, alle Extremitäten waren schlaff, ohne jeglichen Muskeltonus. Somit musste ich also von einem schweren Schädel-Hirn-Trauma und wahrscheinlich auch von Gesichtsknochenbrüchen ausgehen. Ich ließ mir den Ambubeutel und die Atemmaske reichen und beatmete die Patientin zunächst assistiert, das heißt, ich führte ihr mit jedem eigenen Atemzug zusätzlich eine bestimmte Menge an mit Sauerstoff angereicherter Atemluft zu. Damit erreichte ich eine deutlich bessere Sauerstoffversorgung des Körpers.

Nachdem mir ein Rettungsassistent den Intubationsspatel gereicht hatte, legte ich mich auf den Bauch, führte den Spatel vorsichtig in den Mund ein, um den Rachenhintergrund anzuheben und die Stimmritzen einzustellen, und konnte … nichts, absolut nichts sehen, denn die Sonne schien mir genau in die Augen! Ich war geblendet und konnte daher im Rachenraum nichts erkennen, obwohl die Intubationsspatel an ihrer Spitze eine helle Kaltlichtlampe haben, die mühelos den dunkleren Rachenraum erhellen kann.

»Geht nicht, kann nichts sehen«, informierte ich also meine Mitarbeiter. Ich beendete diesen Intubationsversuch und beatmete erst einmal die Patientin mit der Atemmaske und dem Ambubeutel erneut assistiert weiter. Gemeinsam drehten wir die Patientin dann so, dass mir die Sonne von hinten auf den Rücken schien. Zusätzlich brachte ein Helfer einen großen Gartenschirm so in Position, dass der Schatten auf die Patientin und mich fiel. Erneut legte ich mich auf den Bauch und nun war es mir leicht möglich, den Rachenraum einzusehen, ich stellte die Stimmritzen ein und konnte nun »gaaaanz langsam und gefühlvoll« den Tubus durch sie hindurch in die Luftröhre vorschieben. Ich überprüfte die Lage des Tubus: Beide Lungenhälften waren bei Beatmung mit dem Ambubeutel seitengleich belüftet (ich konnte den Luftstrom bei Beatmung in den Bronchien hören), die Sauerstoffsättigung im Pulsoxymeter stieg noch etwas an, beim Abhören des Magens gab es keine »Blubbergeräusche« – kurz, er lag richtig.

Ich blockte also den Tubus und wir schlossen das mitgeführte automatische Beatmungsgerät an, das nun – nach Einstellung der notwendigen Beatmungswerte wie maximaler Beatmungsdruck, Beatmungsfrequenz, Luftmenge bei jeder einzelnen Beatmung und Gesamtvolumen je Minute – selbstständig die weitere Sauerstoffversorgung der Patientin übernahm.

»Hubschrauber, Klinik mit Neurochirurgie, HNO, Unfallchirurgie, freies Intensivbett«, sagte ich zu einem meiner Mitarbeiter und meinte damit, dass wir die Patientin nicht selbst transportieren, sondern diese mit einem Rettungshubschrauber, kurz RHS, in eine Klinik der Maximalversorgung einweisen würden.

»Bewusstlose Frau, circa 65 Jahre, intubiert und beatmet, Verdacht Schädel-Hirn-Trauma, Verdacht Gesichtsschädelfrakturen, Schock, jetzt Kreislauf stabil«, waren meine weiteren diesbezüglichen Informationen, die für die Leitstelle bei der Suche nach einer geeigneten Klinik notwendig waren.

Ein Rettungsassistent lief zum Rettungswagen, um per Funk meine Anordnungen durchzugeben. Die Rettungsleitstelle würde nun ihrerseits über ihre Standleitungen die einzelnen infrage kommenden Kliniken nach unseren Vorgaben abfragen und für uns ein Bett organisieren. Der Hubschrauber wurde zeitlich unabhängig davon verständigt und zu uns geschickt.

Jetzt legte ich am anderen Arm der Patientin eine weitere Plastikverweilkanüle in eine Unterarmvene und schloss eine weitere Infusion an.

So weit war nun alles im grünen Bereich: Die Patientin war zwar immer noch tief bewusstlos, aber die Beatmung war in Ordnung, der Kreislauf stabil, das EKG unauffällig, sie war transportfähig. Da hörten wir auch schon in der Ferne das stakkatoartige Klopfen der Hubschrauberrotoren. Über Funk wurden wir informiert, dass der Helikopter etwas entfernt landen musste. Mithilfe des Tragetuchs und der tatkräftigen Unterstützung der anwesenden Polizeibeamten wurde die Patientin auf unsere Rolltrage gehoben und wir schoben sie über den Rasen in unseren Rettungswagen. Während der kurzen Fahrt zum wartenden Hubschrauber überprüfte ich noch einmal alle Parameter und übergab die Patientin dann mit allen notwendigen Informationen, die ich hatte, an den Hubschrauberkollegen. Wenig später hob der Helikopter in Richtung einer Großklinik ab.

Wir fuhren zurück zum Notfallort, da wir unser restliches Equipment noch aufnehmen mussten. Dort unterhielten wir uns mit den Polizeibeamten, die uns berichteten, dass der Neffe – der kräftige Mann, der gefesselt unter Bewachung an der Hausmauer stand – Stimmen gehört haben wollte, die ihm befohlen hätten, seine Tante zu töten. Da er Boxer war, hatte er halt einfach kräftig zugeschlagen, immer auf den Kopf, und auch dann nicht aufgehört, als sein Opfer bereits bewegungslos am Boden lag. Gott sei Dank hatten aufmerksame Nachbarn das anfängliche Schreien der Frau gehört und die Polizei verständigt.

Wie wir später erfuhren, erlitt die Patientin ein schweres Schädel-Hirn-Trauma sowie verschiedene Brüche des Gesichtsschädels und lag lange Zeit auf einer Intensivstation. Sie konnte zwar extubiert werden (der Tubus konnte aus der Luftröhre entfernt werden, weil sie selbst wieder ausreichend atmete), erlangte das Bewusstsein aber nicht wieder und liegt seitdem im Wachkoma.

Der Neffe wurde später wegen Mordversuches angeklagt, aber nicht verurteilt, sondern auf Dauer in eine psychiatrische Klinik eingewiesen.

4.

MIT DEM TRAKTOR
IN DEN BACH

Es war ein typischer, diesiger Novembertag, alles grau in grau, tief hängende Wolken, aus denen es hier und da mit kleinen Flocken ein wenig schneite, aber gerade so viel, dass der Boden mit einer dünnen weißen Schicht bedeckt war. Am Spätnachmittag wurde ich von der Leitstelle zu einem Unfall, nur wenige Kilometer von meinem Standort entfernt, gerufen.

»Verkehrsunfall, Traktor in einen Bach gefahren und umgestürzt, Retter und Feuerwehr unterwegs.« Es folgte die genaue Ortsangabe. Als ich mich nach wenigen Minuten Fahrzeit auf einer Seitenstraße dem besagten Unfallort näherte, sah ich eine Reifenspur, die schließlich nach links abbog, über eine flache Wiese führte und an einem Bachlauf zu enden schien. Die Spuren waren in der mit Schnee gepuderten Grasfläche deutlich zu erkennen. An der Stelle, wo die Spur in den Bach führte, standen mehrere Menschen herum. Mehr konnte ich zunächst nicht erkennen, aber ich vermisste trotzdem eine gewisse, sonst bei solchen Unfällen übliche Hektik. Ich stellte das Notarzteinsatzfahrzeug auf der Straße ab, griff mir meinen Rucksack mit der entsprechenden Ausrüstung, dazu die Absaugpumpe, und eilte auf die Gruppe zu. Als ich nach wenigen Sekunden dort angekommen war, erkannte ich einen halb im flachen Wasser liegenden, umgekippten Traktor und sah gleichzeitig einen Mann, bewegungslos auf dem Rücken liegend, auf der dünnen Schneedecke am Ufer.

»Er lag halb im Wasser, ich hab ihn rausgezogen, aber er hat sich nicht mehr gerührt«, sagte ein Mann mittleren Alters.

Ich beugte mich zu dem Patienten hinunter und sprach ihn zunächst einmal, wie es üblich ist, an: »Hallo, können Sie mich verstehen?« Keine Antwort, keinerlei Reaktion. Ich kniete mich neben ihn und versuchte, einen Puls am Handgelenk zu tasten – nichts. Dann derselbe Versuch an der Halsschlagader, aber auch da – nichts. Bei der Kontrolle der Pupillen waren diese deutlich erweitert und schienen bereits entrundet; sie reagierten dabei nicht auf Lichteinfall, das heißt, sie wurden bei Lichteinfall nicht enger beziehungsweise kleiner. Ich vermutete schon zu diesem Zeitpunkt, dass der Tod des Patienten irreversibel und ein Wiederbelebungsversuch also zwecklos war.

»Wie lange ist es denn her, dass Sie ihn gefunden haben?«, erkundigte ich mich bei einem der Umstehenden. »Na ja, wie i des von der Straß' aus g'sehn hab, wissen'S, ich bin ja auch nur vorbeigefahren, bin i schnell hierher g'laufen, hab das da g'sehn und dann hab i glei die 110 ang'rufen. Na ja, und dann hat's natürlich a no dauert, bis Sie kumma san.«

In diesem Moment hörte ich das Martinshorn unseres Rettungswagens. »Und wie lange war das insgesamt? Ungefähr?«, fasste ich nach. »No ja, mindestens 20 bis 30 Minuten, eher no mehrer.« Zwischenzeitlich hatte ich versucht, mit dem Stethoskop die Herztöne abzuhören – nichts zu hören. Indessen waren auch die Rettungsassistenten mit dem tragbaren EKG-Monitor eingetroffen und hatten diesen unaufgefordert – aus der Erfahrung heraus – angeschlossen. Auf dem grünlich schimmernden Monitorbild konnte ich nur eine relativ gerade verlaufende Linie erkennen, keine Ausschläge, kein Flimmern, kein Flattern, rein gar nichts. Es handelte sich um einen absoluten Herzstillstand. Auch das angelegte Pulsoxymeter zeigte weder einen Puls noch eine Sauerstoffsättigung an. Meine Vermutung war also vollkommen richtig: Der Patient war schon länger verstorben, ein Wiederbelebungsversuch war nach dieser Zeit absolut sinnlos und wurde von mir daher auch unterlassen.

Zwar war es relativ kalt, was unter Umständen ein Vorteil sein kann – je niedriger die Außentemperatur, desto länger besteht eine reelle Wiederbelebungschance, da niedrigere Temperaturen den Stoffwechsel der Zellen deutlich verlangsamen und dadurch der irreversible Zelltod hinausgeschoben wird.

In diesem Fall aber war der Patient mit mehreren Pullovern und Hosen, Schal und Mantel dick eingehüllt, sodass in der überblickbaren Zeitspanne praktisch kein wesentlicher Wärmeverlust auftreten konnte.

Jetzt erinnerte ich mich auch an den seltsamen Verlauf der Spur, die mir bei meiner Anfahrt aufgefallen war. Ich nahm an, dass dem Fahrer bereits auf der Straße übel geworden war, beziehungsweise er das Bewusstsein verloren hatte und dadurch vom Weg abgekommen war, um dann mit dem nun führerlosen Traktor quer über die Wiese in den Bach zu fahren. Es konnte also ohne Weiteres sein, dass der Fahrer zum Beispiel einen Infarkt oder einen Schlaganfall erlitten hatte und bereits klinisch tot war, bevor der Traktor in den Bach kippte. Oder er war durch den Sturz selbst gestorben – allerdings konnte ich keine äußeren Verletzungen feststellen.

Ich teilte meine Überlegungen den Polizeibeamten, die inzwischen ebenfalls am Unfallort eingetroffen waren, mit:

»Ich vermute, dass der Patient schon tot oder zumindest bewusstlos war, als er in den Bach gefahren ist. Wahrscheinlich hat er auf der Straße irgendein akutes Ereignis erlitten, an dem er unmittelbar verstorben ist. Dann kam er – bereits klinisch tot – nach links von der Straße ab und fuhr in den Bach, wo der Schlepper umkippte und der Fahrer heruntergeschleudert wurde, sodass er am Ufer zu liegen kam. Es kann aber auch sein, dass er nur bewusstlos wurde – aus welchen Gründen auch immer – und erst durch den Sturz vom Traktor zu Tode kam. Was wirklich dahintersteckt, weiß ich natürlich auch nicht. Es kann ein Sekundenherztod, ein Schlaganfall, ein Herzinfarkt mit Rhythmusstörung und Bewusstlosigkeit oder sonst etwas gewesen sein. Grundsätzlich ist also nicht geklärt, ob ein natürlicher oder ein nicht natürlicher Tod vorliegt. In jedem Fall handelt es sich auch noch um einen ›Tod ohne Zeugen‹. Sie erhalten von mir eine Todesbestätigung, allerdings keinen Leichenschauschein; alles Weitere – Kripo und so weiter – müssen dann Sie veranlassen.«

Der Beamte schaute mich etwas fragend an. »Ich schlage auf alle Fälle eine forensische, also eine gerichtsmedizinische Obduktion vor, um die genaue Todesursache festzustellen, schon aus versicherungsrechtlichen Gründen«, klärte ich ihn also auf.

»In Ordnung, ich kümmere mich darum.« Damit war mein Teil der Untersuchung abgeschlossen.

Wochen später erhielt ich von einem forensisch-pathologischen Institut einen Anruf:

»Guten Morgen, Herr Kollege, hier Professor G., Pathologisches Institut in N. Können Sie sich noch an den Traktorunfall im November erinnern? Ihre Vermutung war vollkommen richtig. Herr X. ist an den Folgen eines ganz massiven Herzinfarktes innerhalb weniger Sekunden verstorben. Für einen verletzungsbedingten Unfalltod haben wir keinen Anhalt gefunden. Es handelt sich also um einen ganz natürlichen Tod. Sie wissen doch, um was es sich handelt?«

»Nein, da bin ich im Augenblick etwas überfragt.«

»Na um den Patienten, der vor einigen Wochen mit dem Traktor in den Bach gefahren ist. Sie waren doch der behandelnde Notarzt und nahmen an, dass der Tod bereits auf dem Traktor erfolgt sein könnte. Jetzt alles klar? Auf jeden Fall Glückwunsch und noch einen schönen Tag!«

Und bevor ich überhaupt etwas antworten konnte, hatte er bereits aufgelegt.

Warum hielt ich in diesem Falle eine genaue Abklärung der Todesumstände für so wichtig? Zunächst sah es ja wie ein tödlicher Unfall aus: Der Patient wies zwar keine wesentlichen äußerlichen Verletzungen auf, konnte aber ein Schädel-Hirn-Trauma, einen Genickbruch oder etwas Ähnliches erlitten haben, ohne dass man von außen viel sah.

Nun besteht bei vielen Lebensversicherungen bekanntlich ein Unterschied in der Höhe der Auszahlungssumme hinsichtlich eines natürlichen oder eines nicht natürlichen Todes. Dazu gehört beispielsweise auch ein eventueller Rentenanspruch der Hinterbliebenen gegenüber den Berufsgenossenschaften. Es ist also in manchen Fällen eminent wichtig, die genaue Abfolge des Todeseintrittes zu eruieren. Diese Aufgabe erfüllt eine rechtsmedizinische

Autopsie; sie wird im Allgemeinen bereits durch die Hilfsorgane der Staatsanwaltschaft beziehungsweise von Gerichts wegen angeordnet, wenn eine unnatürliche Todesursache, zum Beispiel ein Verbrechen mit Todesfolge, ein tödlicher Unfall oder anderes vermutet wird oder feststeht und sich daraus weitere Klärungsnotwendigkeiten ergeben. Eine derartige Leichenöffnung sollte aber bei zweifelhaften oder unklaren Abläufen immer angestrebt werden – auch vonseiten der Angehörigen.

Im Unterschied zu einer Autopsie wird zwar bei einer Obduktion der Körper des oder der Verstorbenen ebenfalls geöffnet, aber in diesem Fall um festzustellen, woran der betreffende Patient verstorben ist, ohne dass primäre Anhaltspunkte für einen unnatürlichen Tod gegeben sind. Es geht in diesen Situationen alleine darum, neue medizinische Erkenntnisse zu gewinnen. Gleichzeitig ist es eine Qualitätssicherung gegenüber den durchgeführten ärztlichen Maßnahmen hinsichtlich Diagnostik und Therapie.

Auf jeder vom Notarzt (und jedem anderen Arzt) ausgestellten vorläufigen Todesbescheinigung oder gar dem offiziellen Leichenschauschein muss angegeben werden, ob es sich um einen natürlichen Tod handelt – also keine weitere Untersuchungen –, um einen nicht natürlichen Tod – Durchführung einer Sektion beziehungsweise Autopsie –, oder ob nicht geklärt ist, ob ein natürlicher oder ein nicht natürlicher Tod vorliegt – hier entscheidet die Staatsanwaltschaft auf Grundlage weiterer Ermittlungen.

Aus dem Gesagten ist unschwer zu entnehmen, wie wichtig eine genaue Untersuchung des zu Tode gekommenen Patienten sein kann. Die Dunkelziffer der nicht erkannten unnatürlichen Todesfälle ist eminent hoch!

5.

GEDANKEN ZUR REANIMATION

Es war schon dunkel, Nieselregen, leichter Novembernebel, als ich und der Rettungswagen mit dem Hinweis »bewusstlose Person« zu einem Notfall gerufen wurden.

Aus meiner langjährigen Erfahrung heraus wusste ich aber, dass dieser Begriff »bewusstlose Person« alles bedeuten konnte: eine kurzzeitige Kreislaufregulationsstörung, eine Synkope (bei plötzlich auftretender Störung der Hirndurchblutung kann es zu Bewusstseinsverlust kommen), ein Koma jeglicher Genese, ein Schädel-Hirn-Trauma mit Gehirnerschütterung, ein Schlaganfall, ein Selbstmordversuch mit Tabletten und manches andere – sogar ein bereits verstorbener Patient.

Nach wenigen Minuten Fahrzeit trafen wir gemeinsam am angegebenen Notfallort ein.

Aufgeregte, zum Teil weinende Angehörige erwarteten uns schon an der Eingangstür und teilten uns mit: »Wahrscheinlich ist er schon tot …« – »Wo müssen wir hin?«, fragte ich. »In die Schlafstube oben, ich zeig's Ihnen«, sagte einer von ihnen und eilte uns voraus.

Wir folgten ihm in das angegebene Zimmer und fanden dort einen hochbetagten Mann im Bett liegend vor, die Augen halb geöffnet, aber irgendwie leer, bleiche Gesichtsfarbe. Die Wangen waren eingefallen, die Wangenknochen standen deutlich vor, die Hände waren stark abgemagert – kurz, ich hatte sofort den Eindruck, dass der Patient bereits verstorben war.

»Wie lange ist er in diesem Zustand?«, fragte ich in die Runde.

»Na ja, so mindestens zehn Minuten.«

»Bis Sie es bemerkt haben oder insgesamt?«

»Bis wir es bemerkt haben. Danach haben wir sofort angerufen.«

»Es kann also sein, dass der Patient auch schon wesentlich länger so da liegt, ohne dass Sie auf seinen momentanen Zustand aufmerksam wurden?«

»Ja, wir wissen es nicht genau, aber dann haben wir sofort angerufen.«

»Und wie lange haben Sie ihn nicht gesehen?«

»Na, das können schon so zwei Stunden sein«, wurden wir informiert.

Während dieser kurzen Unterhaltung hatte ich den Patienten bereits schnell, aber gründlich untersucht. Pupillen erweitert und bereits auffallend entrundet, kein Puls an der Halsschlagader zu tasten, Sauerstoffsättigung an den Fingern nicht zu messen, keine Herztöne zu hören. Zwischenzeitlich war auch das EKG angelegt; es zeigte eine absolute Nulllinie, das heißt, es waren keinerlei Herzaktionen mehr feststellbar.

»An was hat der Patient denn in letzter Zeit gelitten?«

»Er hat einen Magenkrebs gehabt und war schon lange bettlägerig und gegessen hat er auch fast nichts mehr.«

»Und wie alt ist der Patient?«

»84 Jahre«, bekam ich zur Antwort.

»Ich muss Ihnen leider sagen, dass Ihr Herr Vater verstorben ist«, wandte ich mich an einen der Angehörigen, der sich mir als Sohn des Patienten zu erkennen gegeben hatte.

»Mein Beileid. Aber Sie können sicher sein, Ihr Herr Vater ist friedlich eingeschlafen, er hat nicht gelitten. Der Versuch einer Wiederbelebung ist aus verschiedenen Gründen zum jetzigen Zeitpunkt nicht mehr sinnvoll. Er wäre vergeblich und würde die Situation für Sie und Ihre Angehörigen nur noch schwerer machen. Ich glaube, nein ich bin sicher, dass es für Ihren Vater eine Erlösung gewesen ist, und dass er in seiner Situation keine Wiederbelebungsversuche wünschte.«

Dabei schüttelte ich dem Sohn die Hand. Er nahm es gefasst auf. Nach Beendigung der in solchen Fällen notwendigen Formalitäten verabschiedeten wir uns.

Die Gründe, warum hier keine Reanimationsmaßnahmen mehr von uns begonnen wurden, liegen in diesem Falle auf der Hand – ich gehe später noch genauer darauf ein.

*

Es war an einem wunderschönen Samstagvormittag. Über Piepser wurde ich alarmiert: »Bewusstlose Person, eventuell Stromunfall.«

Auch hier wieder das ominöse »bewusstlose Person«, aber die zusätzliche Information »eventuell Stromunfall« gab mir weitere Anhaltspunkte, über die ich während der Anfahrt nachdachte: Meist werden Stromunfälle durch den bei uns üblichen 230-Volt- und 50-Hertz-Haushaltsstrom verursacht. Kammerflimmern oder Kammerflattern, jeweils mit daraus folgendem Kreislaufstillstand, sind die häufige Folge.

Nach kurzer Zeit traf ich an der angegebenen Adresse ein, der Rettungswagen war noch nicht vor Ort.

Ich nahm meinen Rucksack, dazu das EKG-Gerät mit integriertem Defibrillator, und eilte so schnell wie möglich die Treppe zum ersten Stock hinauf. Bereits an der Wohnungstür empfing mich eine ältere Dame: »Kommen Sie schnell, mein Mann ist plötzlich umgefallen!«

»Was ist denn passiert?«, fragte ich, während ich in die mir gezeigte Küche eilte. »Er wollte das Bügeleisen reparieren und plötzlich ist er umgefallen.«

Beim Betreten des Raumes fand ich einen knapp 80-jährigen Patienten leblos auf dem Rücken liegend vor. Ein Bügeleisen mit Kabel und blanken Drähten lag neben ihm. Schneller Blick: Der Stecker war nicht mehr in der Steckdose. Kein Blut, scheinbar keine äußeren Verletzungen. Seine Augen waren geschlossen, keine Atmung feststellbar, kein Puls zu tasten. Pupillen leicht erweitert, sie reagierten jedoch, wenn auch deutlich verlangsamt, auf Lichteinfall.

Ohne weitere Überlegungen begann ich, da ich ja noch alleine war, mit der Herz-Lungen-Wiederbelebung im klassischen Sinn, das heißt mit Herzdruckmassage und Mund-zu-Mund-Beatmung, da ich mir natürlich nicht die Zeit nehmen konnte, andere Hilfsmittel aus dem Rucksack auszupacken. Mir war klar, dass es sich sehr wahrscheinlich um ein Kammerflimmern oder Kammerflattern handelte, da Stromunfälle, und von einem solchen ging ich in diesem Falle aus, derartige Rhythmusstörungen mit folgendem Kreislaufstillstand hervorrufen können. Meine Überlegung bei der Anfahrt schien also vorerst richtig gewesen zu sein. Nach ganz kurzer Zeit traf, Gott sei Dank, auch das Rettungsteam ein. Unter Fortsetzung der Wiederbelebungsmaßnahmen, die jetzt mit Atembeutel und Atemmaske durchgeführt wurden, und mit Anlegen des EKG, wurde meine Vermutung bestätigt, dass es sich um ein Kammerflimmern mit peripherem Kreislaufstillstand handelte. Sofort wurden die Defibrillationspaddles, das sind großflächige mit besonderem Gel überzogene Elektroden, in Richtung der elektrischen Herzachse auf den zwischenzeitlich freigemachten Brustkorb des Patienten geklebt. »200«, ordnete ich an.

Damit meinte ich, dass die Stromstärke für den ersten Stromstoß auf 200 Joule eingestellt werden sollte. Das ist die übliche Vorgehensweise bei Erwachsenen. Ein leise anschwellendes Summgeräusch zeigte mir an, dass der Akku den Kondensator im Gerät entsprechend auflud. Ein kurzer Piepton und ein grünes Lämpchen informierten mich, dass das Gerät bereit war, den gewünschten Stromstoß abzugeben. »Vorsicht, zurücktreten!!«

Alle beteiligten Mitarbeiter ließen sofort vom Patienten ab, Herzdruckmassage und Beatmung wurden kurz unterbrochen. Dann drückte ich gleichzeitig die beiden Knöpfe an den Paddles und der im Kondensator gespeicherte Stromstoß jagte durch den Körper des Patienten, wobei das Maximum der Stromstärke, natürlich gewollt, im Brustkorb lag und das Herz durchströmte.

Alles blickte gebannt zum Monitor – kein Erfolg erkennbar, das Kammerflimmern blieb bestehen. Die Wiederbelebungsmaßnahmen mit Herzdruckmassage und Beatmung wurden sofort wiederaufgenommen. »Noch mal, 300.«

Zu dieser, natürlich unbedingt notwendigen zweiten Defibrillation wurde die Stromstärke auf 300 Joule erhöht und nach der gleichen Vorgehensweise wie beim ersten Mal erneut »geschossen«, wie wir es im Rettungsdienst ausdrücken. Nach zwei bis drei Sekunden zeigte sich auf dem Monitor zuerst eine Null-linie, aber nach wenigen weiteren Augenblicken begann sich eine ganz langsame, sich dann aber beschleunigende Herzaktion mit fast normalen elektrischen Potenzialen darzustellen, die zugegebener-maßen noch etwas unkoordiniert war. Wir überprüften den peri-pheren Puls und tasteten sowohl an der Halsschlagader als auch in der Leiste und am Handgelenk eine noch unregelmäßige, aber deutliche Pulswelle. Damit war sichergestellt, dass wieder ein aus-reichender Kreislauf vorhanden war und die Herzdruckmassage nicht erneut aufgenommen werden musste. Da die Eigenatmung noch nicht eingesetzt hatte, wurde die Beatmung mittels Atem-maske weitergeführt. Parallel zu diesen Maßnahmen konnte ich, weil wir ja jetzt zu dritt waren, eine Plastikverweilkanüle in eine Vene des Unterarmes einbringen und eine Infusion anhängen. Die Kontrolle der Pupillen ergab nun eine deutliche Engstellung derselben, was grundsätzlich immer ein gutes Zeichen ist.

Der Patient war weiterhin bewusstlos, nicht ansprechbar. Die laufende Monitor-Überprüfung wies aber einen stabilen, in-zwischen praktisch normalen Herzrhythmus auf, vereinzelt einen Extraschlag, aber ansonsten keine wesentlichen Auffälligkeiten. Sogar die Frequenz war gut und lag etwas über 70 Schläge pro Minute.

»Ich intubiere«, rief ich meinen Mitarbeitern zu. »Tubus?«, kam sofort die Rückfrage nach der Tubusgröße. »Achter.«

Nach wenigen Sekunden bekam ich den Spatel zum Einführen des Tubus gereicht. Ich legte mich auf den Bauch – Gott sei Dank war genug Platz in der Küche –, stellte mit dem Intubations-spatel den Kehlkopf des Patienten ein und führte den Tubus ohne Schwierigkeiten zwischen den Stimmritzen hindurch »… gaaaanz langsam …« in die Luftröhre ein. Nach dem Anschließen des Be-atmungsbeutels an den Tubus wurde mehrfach kräftig beatmet und ich hörte beide Lungenhälften ab, um am Luftstrom in den Bronchien zu prüfen, ob der Tubus auch richtig lag und nicht beim

Einführen statt in der Luftröhre in der Speiseröhre gelandet war, was immer mal geschehen kann.

Aber der Tubus lag richtig, beide Lungenflügel waren gleichmäßig beatmet, kein »Glucksen« im Bauch, Sauerstoffsättigung in Ordnung. Anschließend wurde der Tubus geblockt, das heißt, er wurde luftdicht in der Luftröhre abgeschlossen. Damit wird vermieden, dass eventuell Erbrochenes in die Luftröhre eindringen kann, außerdem ist dadurch die Luftzufuhr bei der Beatmung effektiver.

Bis hierhin war diese immer noch von Hand mit dem Beatmungsbeutel erfolgt. Wir gingen nun zur automatischen Beatmung mit dem mitgebrachten Beatmungsgerät über, sodass wir wieder einen Mann »frei« hatten. Das Pulsoxymeter zeigte weiterhin eine sehr gute Sauerstoffsättigung, was wiederum ein Beweis dafür war, dass ein ausreichend guter Kreislauf vorhanden war – denn genügend sauerstoffhaltiges Blut gelangte bis in die Fingerspitzen, wo der Sensor für die Pulsoxymetrie angebracht wird. Jetzt legte einer der Rettungsassistenten eine Blutdruckmanschette am rechten Arm des Patienten an und maß den Blutdruck, der jedoch noch recht niedrig war, sodass der Patient von mir eine blutdrucksteigernde und kreislaufunterstützende Medikation über die Infusion erhielt.

Während dieser Maßnahmen bemerkten wir auch, dass unser Beatmungsgerät immer wieder kurzzeitig Alarm gab, weil der notwendige Beatmungsdruck gering über den eingestellten Wert anstieg. Die sofortige Kontrolle der Beatmung zeigte aber keine Abnormitäten, der erhöhte Druck war in diesem Falle lediglich ein Hinweis darauf, dass bei dem Patienten die eigene Spontanatmung wieder einsetzte und er zum Teil gegen das Gerät ein- und auszuatmen versuchte. Ich entschied mich dafür, den Patienten, der jetzt absolut kreislaufstabil war, lediglich gut zu sedieren und die Beatmung über das Gerät weiterlaufen zu lassen. Das schien mir für den Transport in die Klinik richtig und wichtig.

Nachdem wir erneut alles überprüft hatten und sich der Patient weiterhin in einem stabilen medizinischen Zustand befand, ließen wir mithilfe der Leitstelle die Klinik verständigen: »Circa 80-jähriger männlicher Patient, Zustand nach Kammerflimmern bei wahrscheinlichem Stromschlag, Zustand nach Reanimation, intubiert und beatmet, jetzt kreislaufstabil. Wir brauchen Internisten und Anästhesisten im Schockraum, Ankunft in etwa acht Minuten.« – »Verstanden, wird weitergegeben.« Wenig später die Rückmeldung: »Klinik ist verständigt.«

Als wir mit dem Patienten in der Klinik eintrafen, waren alle Fachärzte, die wir benötigten, bereits im Schockraum anwesend. Es erfolgte die entsprechende Übergabe an den Anästhesisten wegen der Beatmung und an den Internisten wegen der vorhergegangenen Rhythmusstörungen.

Ein paar Tage später erfuhr ich, dass der Patient noch am Nachmittag extubiert werden konnte und wiederum zwei Tage später die Klinik in gutem Allgemeinzustand verlassen hat. Es hatte sich tatsächlich um einen Stromschlag mit 230 Volt gehandelt – der Patient hatte versucht, das Stromkabel für das Bügeleisen zu reparieren, ohne vorher den Stecker zu ziehen.

Es war dies also ein Fall absolut erfolgreicher Reanimation bei einem älteren Patienten.

*

Bei notwendig werdenden Wiederbelebungsmaßnahmen steht man als Notarzt vor ganz bestimmten Fragen, deren Beantwortung von einer Reihe von Faktoren abhängig ist – manchmal können sie überhaupt erst im Verlauf einer gewissen Zeit beantwortet werden. Das Alter des Patienten spielt dabei zunächst gar keine Rolle.

Grundsätzlich muss ich dazu anmerken, dass die Besatzung des (eventuell früher eintreffenden) Rettungswagens in der entsprechenden Situation prinzipiell mit den Wiederbelebungsmaßnahmen beginnen muss, es sei denn, die äußeren Umstände erlauben keine Reanimationsmaßnahmen oder die sichtbaren Verletzungen sind so gravierend, dass keine Aussicht auf ein Überleben des Patienten besteht. Ansonsten darf von den Mitarbeitern im Rettungsdienst keine Todesfeststellung getroffen werden. Die ersteintreffenden Mitarbeiter des Rettungsdienstes müssen also reanimieren, zumindest bis zum Eintreffen des Notarztes, der dann die weitere Entscheidung übernimmt.

Nun heißt Arzt sein meiner Meinung nach nicht nur, Leben zu retten und zu erhalten, sondern auch, Leiden von einem Patienten abzuwenden. Im Umkehrschluss bedeutet das, manchmal eben nicht mit allen technischen Mitteln ein Leben zu erhalten oder zu verlängern – und sei es auch nur für kurze Zeit.

Es steht nämlich dabei immer eine Vielzahl von Fragen im Raum: »Wie erholt sich der Patient von einem mehr oder minder langen Kreislaufstillstand? Was geht an Lebensqualität eventuell verloren? Wie sieht es hinterher sowohl für ihn selbst als auch für die Angehörigen aus? Überlebt er ohne jede Schädigung beziehungsweise sind diese nur ganz gering? Fällt er in ein Wachkoma und ist damit für seine Angehörigen vielleicht über Jahre und Jahrzehnte hinweg ein Pflegefall mit all den sich daraus ergebenden Konsequenzen? Ist das von ihm so gewollt? Ist es dann für den Betreffenden noch ein Leben, wie wir uns ein Leben vorstellen?«

Immer ist dabei auch auf den vermutlichen Willen des Patienten zu achten. Kommen diesbezüglich Unklarheiten oder gar Zweifel auf, so ist grundsätzlich davon auszugehen, dass der Patient eine entsprechende Therapie und auch Wiederbelebungsmaßnahmen mit allen zur Verfügung stehenden technischen und medikamentösen Möglichkeiten erhoffen würde – sofern eine reale Aussicht auf vollen Erfolg besteht.

Schwierig wird die Entscheidung jedoch dann, wenn Angehörige überzeugend und glaubhaft angeben, der Patient habe ihnen gegenüber geäußert, dass er auf keinen Fall lebensverlängernde oder wiederherstellende Maßnahmen wünsche, auch wenn diese aussichtsreich erscheinen. Zu den fraglichen Maßnahmen gehören natürlich einmal die Wiederbelebungsmaßnahmen am Notfallort selbst und, wenn sie von Effekt sein sollten, die weiterführenden Maßnahmen in der Klinik, hierbei insbesondere die Gabe von Antibiotika zur Abwehr von entsprechenden Infektionen, eine Herz und Kreislauf stützende oder aufrechterhaltende Medikation, künstliche Niere, künstliche Ernährung über eine Sonde und anderes mehr.

Diesen Angaben muss man entgegenhalten, dass der Patient im letzten Moment seine Meinung geändert haben könnte und jede mögliche Hilfe zur Aufrechterhaltung seines Lebens wünscht. Ist diese Möglichkeit von der Hand zu weisen? Oder kann es sein, dass der Patient tatsächlich seine Meinung geändert hat, ohne seine Angehörigen davon zu informieren?

Der Notarzt muss selbst entscheiden, wie er sich in solchen Situationen verhält. Soll er auf die Familienmitglieder hören und entsprechende Reanimationsversuche von vorneherein unterlassen, soll er diese zeitlich und technisch minimieren oder soll er »volle Pulle« fahren? Hier kommt es allein auf das Fingerspitzengefühl des Notarztes, auf seine Erfahrung, auf sein Gefühl, auf die Umgebung und die gesamte vorgefundene Situation an. Man kann sich dabei grundsätzliche Vorgaben machen, aber man muss auch schnell entscheiden: Was ist in diesem speziellen Fall zu tun?

In den letzten Jahren hat Gott sei Dank die Zahl der Patientenverfügungen deutlich zugenommen: Die Vorstellung einer dauernden künstlichen Beatmung, eventuell gar noch über eine Dauerkanüle in der Luftröhre, oder der Gedanke an eine Ernährung mittels Sonde direkt in den Magen, also unter Umgehung des Mundes, stellt für einen großen Teil unserer Bevölkerung eine unzumutbare Lebensweise dar.

Außerdem haben viele Menschen Angst, ihren Angehörigen zur dauernden Last zu fallen, wenn keinerlei Aussicht besteht, ein wenigstens einigermaßen bewusstes Leben führen zu können. Sie verfassen daher rechtzeitig eine Patientenverfügung, in der sie eine entsprechende Erklärung bezüglich der medizinischen Behandlungen abgeben, für den Fall, dass sie einmal nicht mehr in der Lage sein sollten, selbst eine Entscheidung zu treffen oder ihren diesbezüglichen Willen kundzutun.

Diese Verfügung stellt für sie eine Vorsorgemaßnahme dar und muss schriftlich festgehalten werden. Dabei sollte genau geregelt und beschrieben werden, wie man in bestimmten Situationen therapiert werden möchte beziehungsweise ob man einer entsprechenden weiterführenden Behandlung überhaupt noch ausgesetzt sein will. Dies gilt ganz besonders für eventuelle Wiederbelebungsmaßnahmen – je nach Konstellation –, in der normalen Sterbephase, im Zustand eines Wachkomas, bei Alzheimer-Demenz, im Endstadium einer unheilbaren Krankheit oder bei irreparablen anderen krankheits- oder verletzungsbedingten Situationen.

Für den Arzt ist im Allgemeinen eine Patientenverfügung entsprechend den Richtlinien der Bundesärztekammer verbindlich und auch dem Notarzt wird die Situation durch eine solche Verfügung wesentlich erleichtert – sofern der Notfall sich im häuslichen und persönlichen Umfeld des Patienten ereignet. Hier kann er nach einer derartigen Patientenverfügung fragen und wird sich danach richten, da er im Gegensatz zum Hausarzt die Patienten ja meist nur einmal zu Gesicht bekommt – Ausnahmen bestätigen die Regel. Der Hausarzt kennt den Patienten vielleicht schon seit vielen Jahren und weiß genau, wie er sich persönlich in einem solchen Falle zu verhalten hat und wie er entscheiden kann und muss.

In vielen anderen Fällen ergibt sich allerdings eine erhebliche Schwierigkeit: Geschieht ein Notfall außerhalb der häuslichen Umgebung oder ohne Anwesenheit von informierten nahen Angehörigen, wird der Notarzt immer mit den erforderlichen Wiederbelebungsmaßnahmen beginnen – sofern möglich und nicht von vornherein auszuschließen –, auch wenn der Betroffene über eine entsprechende Willenserklärung verfügt, aus dem einfachen Grunde, dass diese dem Notarzt zu diesem Zeitpunkt naturgemäß nicht bekannt ist. Es ist daher sehr ratsam, eine Kopie der abgefassten Verfügung oder wenigstens eine Kurzform derselben – ich denke dabei an wenige Schlagworte wie zum Beispiel »keine Wiederbelebung« oder »keine künstliche Beatmung« – neben der Versichertenkarte der Krankenkasse stets mit sich zu führen.

Eine Patientenverfügung sollte allerdings etwa alle zwei Jahre erneuert werden, da sich auch in den medizinischen Behandlungsmöglichkeiten neue Erkenntnisse und signifikante Verbesserungen, gerade auf dem Gebiet der Wiederbelebungsmaßnahmen, ergeben können.

Eines muss ich allerdings klarstellen: Im Zweifelsfalle habe ich immer mit einer Reanimation begonnen und diese grundsätzlich so lange fortgeführt, bis sie entweder zumindest vorerst erfolgreich war oder ich aufgrund weiterer Informationen eine klare Entscheidung treffen konnte.

6.

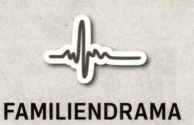

FAMILIENDRAMA

In den letzten Monaten und Jahren wird in den Medien und im Fernsehen in zunehmendem Maße über Familientragödien jeglicher Couleur berichtet, die polizeirelevant sind. Als Notarzt habe ich ebenfalls ein derartiges Drama erlebt:

Es war später Nachmittag an einem Samstag mitten in der Faschingszeit. Grauer Himmel, leicht diesig, Temperaturen um 0 Grad Celsius.

Abends sollte der sogenannte Katastrophenball, eine gemeinschaftliche Veranstaltung von Rotem Kreuz, Feuerwehr, Polizei und Technischem Hilfswerk, stattfinden, der sich schon seit Jahren großer Beliebtheit nicht nur unter den Mitgliedern der Hilfsorganisationen, sondern auch bei der Bevölkerung erfreute.

Ich freute mich trotz Notarztbereitschaftsdienst, mit meiner Frau abends zu diesem Faschingsball gehen zu können, da ja in der Kleinstadt sonst nicht allzu viel los ist. Außerdem hatte ich meine Einsatzjacke und das notwendige Equipment sowieso immer im Wagen. Alkohol fiel zwar weg, aber man kann ja auch ohne diesen Stoff lustig sein und das Tanzbein schwingen. Und plötzliche Unterbrechungen des normalen Tagesablaufes erwarte ich während meines Bereitschaftsdienstes grundsätzlich immer und überall.

Schrill rief mich der Piepser aus meinen Gedanken. Es kam die Einsatzmeldung, dass eine Wohnungsöffnung stattfinde. Mit Sonderrechten fuhr ich mit dem Notarzteinsatzfahrzeug zur angegebenen Adresse, an der ich wenige Minuten später eintraf.

Die Dämmerung hatte bereits eingesetzt, ich stand vor einem kleinen, unscheinbaren Siedlungshaus in einer ansonsten ebenfalls unauffälligen Wohngegend. Die Fensterläden waren geschlossen, die kleine Tür zum Vorgarten nur angelehnt. Alles wirkte irgendwie schon jetzt beklemmend und unwirklich, es war gespenstisch ruhig, zu ruhig. Die Polizei war bereits vor Ort, ebenso der Rettungswagen mit seiner Besatzung. Kurze Information von den Polizeibeamten an uns: Nachbarn hätten angerufen und berichtet, dass sie seit mehr als einem Tag niemanden von der Familie gesehen hätten. Auch habe niemand die Zeitung hereingeholt und die Fensterläden seien immer noch geschlossen. Nach kurzer Beratung wurde entschieden, notfalls auch mit Gewalt in das Haus einzudringen, da man Gefahr im Verzug vermutete. Der vorangehende Polizeibeamte drückte auf den Klingelknopf, einmal, zweimal, dreimal, das Bimmeln der Glocke drang leise nach außen, aber nichts rührte sich. Niemand zu Hause? Fehlalarm? Nochmals kurze Beratung und dann entschloss man sich, in das Haus einzudringen. Kein offenes Fenster, keine nur angelehnte Balkon- oder Terrassentür.

Beamte schlugen mit einem Stein das Haustürfenster ein und öffneten dann die Tür. Wir traten vorsichtig ein, Totenstille im Haus, ein dumpfer, modriger Geruch lag in der Luft. Alle waren wir angespannt, wussten nicht, was auf uns zukommen würde. Die Beamten zogen vorsichtshalber ihre Waffen. Taschenlampen versuchten mit ihrem scharfen Lichtkegel, die Dunkelheit im kleinen und schmalen Korridor hinter der Eingangstür zu durchbrechen. Ein Lichtschalter wurde umgelegt – nichts. Keine Lampe erhellte sich.

»Hallo, ist da jemand?«, rief einer der Beamten. Keine Antwort. »Hallo, hier ist die Polizei, ist jemand da?« Wieder keine Antwort. Es wurde immer unheimlicher. Ich bekam langsam eine Gänsehaut. Was war hier los? Oder war die Familie etwa nur ausgeflogen? Die ganze Anspannung umsonst?

»Doc, kommen Sie!«, rief mich plötzlich ein Beamter zu sich. Ich eilte zu ihm. Er war in eines der Zimmer gegangen und …

Im Bett lag ein blutüberströmtes Kind, nur halb zugedeckt, blass und leblos. Bereits beim ersten Blick war mir klar, dass das Kind tot war.

Da kam auch schon der zweite Ruf: »Schnell, hierher!« Auch im zweiten Zimmer das gleiche Bild, ein totes Kind in seinem Bett.

Nun wurden alle Zimmer systematisch abgesucht und es ging so weiter: Wir fanden eine Frau mittleren Alters, von der sich später herausstellte, dass es sich um die Mutter handelte, und eine ältere

Frau, die Großmutter. Alle waren tot – ermordet. Schließlich entdeckte die Polizei noch einen leblosen Mann in einer vollen Badewanne mit ins Wasser führenden Elektrokabeln – auch er tot.

Was hatte sich da wohl für eine Tragödie abgespielt, was war passiert?

Für uns gab es im Rahmen des Rettungsdienstes nichts mehr zu tun. Alles Weitere war Aufgabe der Kriminalpolizei, die selbstverständlich verständigt worden war und wenig später eintraf. Anschließend standen wir zusammen, diskutierten und überlegten, stellten Theorien auf und verwarfen sie wieder, nur um uns von dem grässlichen Vorfall abzulenken und Abstand zu gewinnen. Professionelle Hilfe für die Hilfskräfte bei solchen schockierenden Einsatzerlebnissen gab es zu diesem Zeitpunkt noch nicht.

Heute stehen für die Einsatzkräfte, die mit Situationen konfrontiert werden, die sie nervlich und psychisch belasten, auf Wunsch speziell geschulte und ausgebildete Kräfte zur Verfügung. Die Mitarbeiter des CISM (»Critical Incident Stress Management«) sind selbst oft Mitglieder in einer Hilfsorganisation und haben daher solche Situationen zum Teil aus eigener Erfahrung erlebt. Sie unterstützen nun nach psychisch belastenden Einsätzen die Betroffenen bei der Verarbeitung und Aufarbeitung der expressiven Stresssymptome. Diese Maßnahmen stellen keine Therapie oder gar Psychotherapie im eigentlichen Sinne dar, sondern dienen lediglich dazu, mit den Betroffenen in Gesprächen das Erlebte aufzuarbeiten oder auch nur zuzuhören, wenn sich die Betroffenen das Widerfahrene von der Seele reden. Allein das kann schon helfen.

Wichtig dabei ist zusätzlich, dass die Hilfe schnell und noch vor Ort erfolgt und eine Aussprache zeitnah zum Erlebten gegeben ist. Dabei sollen ganz speziell persönliche Gefühle angesprochen und anerkannt werden. Sie dürfen auf keinen Fall verdrängt werden. Bedeutungsvoll ist in diesem Zusammenhang auch die Tatsache, dass eine derartige Diskussion und ein Austausch der spontanen Gefühle innerhalb einer bekannten Gruppe stattfinden. Das erleichtert die Gesprächsführung ungemein, da man auf derselben Ebene steht.

Während das CISM (oder auch CISD, »Critical Incident Stress Management«) den Einsatzkräften selbst vorbehalten bleibt, steht auf der anderen Seite das Kriseninterventionsteam, kurz KIT. Es wurde von den Rettungsorganisationen ins Leben gerufen, um bei akuten Unfällen, Notfällen und Katastrophen nicht nur Verletzten oder akut Erkrankten beizustehen, sondern auch unverletzte Beteiligte oder Angehörige psychisch zu betreuen.

Am häufigsten wird das Team, das meist aus zwei ausgebildeten Personen besteht, zur Betreuung von Angehörigen bei Todesfällen angefordert, sofern nicht ein spezieller Notfallseelsorger gewünscht wird. Aber auch bei der belastenden Situation nach erfolgloser Reanimation, beim plötzlichen Kindstod, bei schweren Unfällen aller Art kommt es zum Einsatz. Den Kriseninterventionsdienst hinzuzuziehen, entscheidet das vor Ort anwesende Einsatzpersonal von Rettungsdienst, Feuerwehr und auch Polizei. Außerdem wird das Kriseninterventionsteam bei Auflaufen bestimmter Meldebilder im Notruf bereits von der Rettungsleitstelle aus parallel alarmiert.

7.

WENN MAN MACHTLOS IST

Einsätze, bei denen man als Notarzt mit seinem Team nicht eingreifen kann, sondern tatenlos danebenstehen und erleben muss, wie der Verunfallte stirbt, weil man nicht an ihn herankommt, gehen einem schon ganz schön »an die Nieren«.

Über einen derartigen Einsatz, der sich auf einer Autobahn ereignete, möchte ich nachstehend kurz berichten:

Bei einem mit circa 30 Tonnen Granitplatten beladenen Sattelauflieger-Lkw war anscheinend der rechte Vorderreifen geplatzt, das schwere Gefährt geriet ins Schleudern, kam nach rechts von der Fahrbahn ab und rutschte eine kleine Böschung hinab. Dabei überschlug es sich und kam schließlich auf dem Dach des Führerhauses zum Liegen.

Wir trafen wenige Minuten nach der Alarmierung am Unfallort ein und uns war bereits nach einem schnellen Überblick klar, dass da nicht viel auszurichten sein würde. Das Führerhaus war praktisch nicht auszumachen, es war in den Boden gedrückt und die tonnenschweren Marmorplatten hatten es zusätzlich von hinten vollkommen eingedrückt. Zwischen den Platten vermuteten wir den Fahrer. Auf dem Bauche liegend robbten wir so nahe wie möglich heran. Plötzlich sahen wir eine Hand.

»Hallo!«, rief ich laut und nochmals »Hallo!«, aber keine Antwort, ich vermeinte lediglich ein leises Stöhnen zu hören, war mir aber nicht sicher – zu viele Umgebungsgeräusche.

»Bewegen Sie einmal die Finger!« Vielleicht lag der Fahrer in einer kleinen »Höhle«, lebte und konnte sich nur nicht entsprechend bemerkbar machen? »Finger bewegen!«, rief ich nochmals laut, deutlich und sehr energisch.

Nichts, gar nichts.

Ein Rettungsassistent kam von der Seite sogar noch etwas näher an die Hand heran als ich und konnte den Fingerclip vom Pulsoxymeter aufstecken. Das Gerät zeigte einen ganz langsamen Puls und eine weit unter der Norm liegende Sauerstoffsättigung an. Noch einmal: »Hallo, hallo!« Keine vernehmbare Antwort, auch kein Stöhnen mehr.

Wo war der Kopf, überlegten wir, konnten aber nicht identifizieren, in welcher Richtung wir suchen sollten. Wir wollten eigentlich unseren Sauerstoffschlauch dorthin vorschieben, um dem Unfallopfer wenigstens hinreichend Sauerstoff zukommen lassen zu können, weil wir leider einen weiteren Rückgang von Pulsfrequenz und Sauerstoffsättigung beobachten mussten.

Zwischenzeitlich waren auch die zuständige lokale Feuerwehr sowie die Feuerwehren der umliegenden Städte und Gemeinden eingetroffen, aber auch diese konnten bei den tonnenschweren Lasten nichts ausrichten. Außerdem war das Führerhaus praktisch nicht zu identifizieren, sodass auch ein Schneiden oder Spreizen nicht infrage kam. Ohnmächtig standen wir neben dem Wrack und konnten nur beobachten, wie die von uns gemessenen Vitalparameter von Sekunde zu Sekunde immer schlechter wurden und schließlich nach wenigen Minuten ganz wegblieben. Alles Zurufen blieb ohne Antwort, die Messungen blieben auf null, wir mussten davon ausgehen, dass der Fahrer des Sattelzuges verstorben war, ohne dass wir irgendetwas tun konnten. Der zusätzlich alarmierte Hubschrauber flog wieder zurück zu seinem Standort.

Nach ungefähr eineinhalb Stunden traf das von der Feuerwehr alarmierte schwere Bergungsgerät ein. Erst nach weiteren 60 Minuten konnte der Sattelschlepper angehoben und umgedreht werden. In dem vollkommen platten und deformierten Führerhaus fanden wir dann den maximal eingeklemmten Fahrer, der so schwere Verletzungen aufwies, dass diese mit dem Leben nicht mehr vereinbar waren und er sicher auch bei sofortiger Bergung unmittelbar verstorben wäre. Das tröstete natürlich ein klein wenig, aber diese Sachlage kannten wir ja vorher nicht und es war schon ein sehr eigenartiges Gefühl, ohnmächtig erleben zu müssen, wie ein Unfallopfer verstirbt.

In der Presse war am nächsten Tag ganz lakonisch zu lesen:

»Das Leben eines 43 Jahre alten Lkw-Fahrers hat am Montagabend ein Unfall auf der A12 gefordert. Gegen 20:55 Uhr fuhr der 43-Jährige mit seinem Sattelzug in nördlicher Richtung. Beladen war der Lkw mit Granitplatten. Aus bislang nicht geklärter Ursache geriet das schwere Gerät nach rechts von der Fahrbahn ab, stürzte auf die Seite und kam auf dem Dach zu liegen. Der Fahrer wurde in seinem Führerhaus eingeklemmt und erlag noch an der Unfallstelle seinen schweren Verletzungen. Die Bergung des Fahrzeuges dauerte mehrere Stunden.«

Welche Diskrepanz zwischen dem emotionalen Stress an der Unfallstelle und der nüchternen Berichterstattung in der Presse!

*

Auf der anderen Seite sind die Einsätze zu sehen, bei denen von vorneherein eine Hilfeleistung nicht durchführbar ist, weil erneut durch die äußeren Situationen ein Eingreifen unmöglich ist. Dazu nachstehend ein Beispiel:

Es war früher Abend, ich hatte Notarztwagen-Bereitschaftsdienst. Gemeinsam mit meiner Frau und einigen Bekannten saß ich beim Italiener, der Notarzteinsatzfahrzeug, kurz NEF, war vor der Tür geparkt. Gemütliches Plaudern, angenehme Atmosphäre. Selbstverständlich hat man dabei immer im Unterbewusstsein, dass jeden Moment ein Alarm erfolgen kann und die Idylle jäh unterbrochen wird. Das weiß man und stellt sich auch darauf ein. So auch in diesem Falle: Plötzlich und doch unerwartet meldete sich der Piepser, ich eilte nach draußen zum Wagen, schaltete den Funk ein und erhielt die Meldung:

»Schwerer Verkehrsunfall auf der Bundesstraße. Auto soll nach Auskunft brennen.«

Ich bestätigte die Meldung, die Örtlichkeit lag nur ungefähr zwei Kilometer von meinem Standort entfernt.

Blaulicht und Martinshorn an und los. Nach einer Minute sah ich schon aufsteigenden Rauch und kurz darauf hatte ich den Unfallort erreicht.

Ein Auto war in einer scharfen Rechtskurve nach links von der Fahrbahn abgekommen und gegen einen Baum geprallt. Meterhohe Flammen schlugen aus dem Fahrzeug und züngelten am Baum hoch.

Gespenstige Stille, nichts war zu vernehmen, nur das leise Knistern des Feuers war zu hören. Keine Bewegung im Auto festzustellen. Ein paar Schaulustige, noch keine Feuerwehr, kein Rettungsdienst, ich war auf mich alleine gestellt. Wo blieb nur die Feuerwehr, der Rettungswagen? Schnell stieg ich aus.

»Wo ist der Fahrer?«, rief ich, während ich um mein Fahrzeug zum Heck lief und den Feuerlöscher und die Schutzhandschuhe aus dem Kofferraum holte, um das Feuer zu bekämpfen. Ich erhielt keine direkte Antwort, meinte aber aus der Menge zu hören: »Hier ist er nicht, der ist noch im Auto!«

Mit dem 5-Kilogramm-Feuerlöscher in der Hand rannte ich in Richtung des Autos, aber ich kam nicht weit. Die Hitze war so groß, dass ich mehrere Meter vor dem brennenden Fahrzeug innehalten musste, ich betätigte zwar den Löschhebel, aber der Strahl des Feuerlöschers reichte nicht bis zu den Flammen. Was sollte ich nur tun? Gott sei Dank hörte ich in diesem Moment das An- und Abschwellen der Presslufthörner der Freiwilligen Feuerwehr näherkommen, schnell waren die ersten Einsatzfahrzeuge am Unfallort, ich gab einen ganz knappen Rapport mit der Mitteilung, dass der Fahrer wahrscheinlich noch im Auto sei. Bereits währenddessen konnte die Feuerwehr mit Wasser und Schaum das Feuer des Wagens unter Kontrolle bringen. Nacheinander trafen dann auch der Rettungsdienst und die Polizei ein.

Nach dem Ablöschen des Unfallwagens konnten wir uns diesem nähern und mussten zu unserem Entsetzen feststellen, dass sich in dem ausgeglühten Wrack drei verkohlte Leichen fanden. Eine weitere wurde später bei der Bergung des Fahrzeugs oder dessen, was davon übrig geblieben war, zwischen den Vordersitzlehnen und der hinteren Sitzfläche gefunden, sie war anfänglich nicht auszumachen gewesen. So hatte dieser schwere Unfall, der, wie sich später bei der Unfallaufnahme und der Aussage des Sachverständigen herausstellte, auf deutlich überhöhte Geschwindigkeit zurückzuführen war, insgesamt vier Todesopfer gefordert. Durch den Aufprall gegen den Baum hatten sich die Türen verklemmt und die Insassen waren im Innenraum gefangen gewesen. Da das Auto sofort Feuer fing, hatten die zudem wahrscheinlich schwer verletzten Insassen keine Chance, dem Inferno zu entgehen.

Es war ein Unfall, wie ich ihn nicht mehr erleben möchte. Da steht man als Notarzt hilf- und machtlos vis-à-vis, kann nicht eingreifen, es entsteht eine gewisse Ohnmacht, man ist wie gelähmt. Aber auch von den Umstehenden, den Schaulustigen, waren in diesem Falle keinerlei Hilfeversuche auszumachen, kein weiterer Feuerlöscher war zu sehen, obwohl auch Lkw-Fahrer am Unfallort hielten, die immer größere Feuerlöscher in ihren Fahrzeugen mitführen. Zwar bin ich sicher, dass sie mit an Sicherheit grenzender Wahrscheinlichkeit auch nicht viel oder gar nichts hätten ausrichten können, aber nicht einmal der angedeutete Versuch, entsprechend einzugreifen, war erkennbar. Das war für mich schon sehr frustrierend.

Das genaue Gegenteil erlebte ich Jahre später an einem Samstagnachmittag auf der Verbindungsstraße zwischen zwei kleinen Dörfern. Hier war ein Pkw mit einem anderen Fahrzeug zusammengestoßen und eines der Autos hatte Feuer gefangen. Nachfolgende Verkehrsteilnehmer hielten sofort an und konnten mit ihren teilweise vorhandenen Bordfeuerlöschern das brennende Fahrzeug zum Teil ablöschen und gemeinsam die Insassen befreien. Alle beteiligten Fahrzeuginsassen kamen mit leichten bis mittelschweren Verletzungen davon. Hier hat sicher das beherzte und umsichtige Eingreifen der Ersthelfer größeren Schaden von den Verunfallten abgewendet.

Aufgrund meiner Erfahrungen plädiere ich dafür, dass in jedem Fahrzeug neben der Erste-Hilfe-Ausrüstung zusätzlich ein Feuerlöscher entsprechender Kapazität vorhanden sein soll. Weiterhin sollte für die Anmeldung zur Führerscheinprüfung ein Kurs über die richtige Handhabung desselben obligatorisch sein.

Dadurch könnten meiner Meinung nach nicht nur Personenschäden reduziert oder sogar ganz vermieden werden, auch die durch das Feuer hervorgerufenen Sachschäden würden sich bei rechtzeitiger und sachgerechter Bekämpfung deutlich vermindern lassen. Jeder Feuerwehrmann und jede Feuerwehrfrau weiß, dass durch die rechtzeitige Bekämpfung eines Entstehungsbrandes die Ausbreitung desselben zu einem Vollbrand meist verhindert werden kann.

Aus diesem Grund: Feuerlöscherpflicht in jedem Auto!

8.

KLEINE KINDER, GROSSE SORGEN

Es war spätabends, als ich zu einer Familie mit einem Kleinkind von circa einem Jahr beordert wurde – »Fieberkrampf«, so wurde ich von der Leitstelle informiert. Nach wenigen Minuten traf ich zusammen mit dem Rettungswagen in der angegebenen Wohnung ein. Auf dem Teppichboden lag ein etwa zehn Monate altes Kind, das am ganzen Körper unkontrolliert zuckte. Ärmchen und Beinchen wurden mehr oder minder gleichmäßig abgebeugt und wieder gestreckt. Die Augenlider waren geschlossen. Als ich die Augenlider anhob, waren die Pupillen seitengleich normal weit, aber nach rechts oben verdreht. Das Kind war insgesamt etwas blass, aber es fiel mir keine Zyanose auf.

»Was ist geschehen?«, erkundigte ich mich bei den verständlicherweise sehr aufgeregten Eltern. Gleichzeitig ließ ich von einem Assistenten die Temperatur des Kindes messen.

»Seit heute Nachmittag hat Bobby leichte Temperatur bekommen …« – »Wie hoch war die Temperatur?«, unterbrach ich sie. »37,8«, erwiderte sie, »… ja, und er hat ein wenig gerotzt und ein bisschen gehustet. Es war aber nicht schlimm, so wie er es schon ein paar Mal hatte. Ich habe ihn dann ganz normal ins Bettchen gebracht und plötzlich hat er zu weinen und zu schreien angefangen. Ich bin gleich zu ihm und da hat er die Augen verdreht und hat so komisch gezuckt. Und dann hat mein Mann gleich angerufen.«

Zwischenzeitlich wurde mir auch von dem Assistenten, der die Temperatur gemessen hatte, zugerufen: »40,2.« – »Diazepam rektiole, 5,0 Milligramm!«, verlangte ich ein Beruhigungsmittel, das über den After zugeführt wird. An die Eltern gewandt erklärte ich, dass ich einen typischen Fieberkrampf vermutete und dass wir versuchen würden, diesen zu unterbrechen. In der Zwischenzeit sollten sie alles vorbereiten, damit ich das Kind, in Begleitung der Mutter, in die nächste Kinderklinik bringen könne.

Wir gaben der Mutter die Rektiole und baten sie, selbst den Inhalt in den Enddarm von Bobby einzuführen. Gleichzeitig bat ich um ein kleines Handtuch, das in lauwarmes Wasser getaucht worden war, und wickelte es dem Kind um beide Waden. Zusätzlich legten wir ein etwas kühleres Tuch auf die Stirn.

Es dauerte nur ein bis zwei Minuten, bis der Krampf deutlich nachließ und das Kleinkind ruhig und entspannt einschlief. Jetzt bekam es noch einen kleinen Pikser mit der Zuckerlanzette und der Blutzucker wurde mit 110 Milligrammprozent bestimmt, war also in Ordnung. Da ich eine kleine Vene im Bereich des rechten Ellenbogens entdeckte, entschloss ich mich, aus Sicherheitsgründen schnell noch eine dünne Verweilkanüle zu legen, was ohne Weiteres gelang. Eine Infusion schloss ich aber nicht an. Das Abhören der Lunge ergab keine zusätzlichen Informationen, in den Hals konnte und wollte ich jetzt perakut nicht schauen, um das Kind nicht in eine erneute Angstsituation zu bringen und damit eventuell noch einmal einen Krampfanfall auszulösen.

Wir ließen die jetzt sichtlich entspannte Mutter das Kind einwickeln – aber nicht zu dick, um einen Wärmestau zu vermeiden –, sie nahm es auf den Arm, wir brachten es gemeinsam in den Rettungswagen und fuhren es ohne weitere Auffälligkeiten in die vorverständigte Kinderklinik. Unterwegs verabreichten wir Bobby – nachdem das Diazepam sicher resorbiert worden war – noch zusätzlich ein kleines Paracetamol-Suppositorium, um die Temperatur auch auf diese Weise etwas zu senken. Auch in der Klinik fand sich später kein Anhalt für eine andere Ursache des Krampfes, es war also überstanden.

In dieser Art habe ich eine ganze Reihe von Fieberkrämpfen erlebt, die gerade für junge Eltern bei ihrem ersten Kind eine unangenehme Situation darstellen, bei der sie meist nicht wissen, wie sie mit ihr umgehen sollen.

Etwa vier bis fünf Prozent aller Kinder erleiden einmal einen Krampfanfall, deren Ursachen können ganz verschieden sein, wobei allerdings in der überwiegenden Mehrzahl Fieberkrämpfe die Ursache sind:

Bei plötzlich starkem Fieberanstieg auf meistens über 38 Grad Celsius, der meistens auf einen Infekt zurückzuführen ist, kann es zu einem generalisierten, das heißt den ganzen Körper des Kindes betreffenden Krampfanfall kommen. Es handelt sich dabei um tonisch-klonische Krämpfe, die meist im Alter von etwa sechs Monaten bis fünf Jahren auftreten. Die Ursachen für die Entstehung eines solchen Fieberkrampfes sind bis heute nicht eindeutig geklärt, aber Fieber ist jedenfalls eine Grundvoraussetzung. Dabei spielt weniger die Höhe der Temperatur als vielmehr der schnelle Anstieg derselben eine wesentliche Rolle.

Typische Symptome eines einfachen Fieberkrampfes sind plötzliche Bewusstlosigkeit und rhythmische Zuckungen der Muskulatur, besonders an Armen und Beinen. Es gibt aber auch Fälle, bei denen der Köper nicht krampft, sondern vollkommen schlaff erscheint. Weiterhin kommt es zum Verdrehen der Augäpfel nach oben. Arme und Beine können zunächst versteift erscheinen und erst anschließend krampfartig zucken.

Die meisten Fieberkrämpfe enden nach wenigen Minuten von selbst. Ein derartiger Anfall sieht bedrohlich aus, ist jedoch meistens vergleichsweise harmlos. Dauernde Beobachtung der Atmung ist allerdings unbedingt erforderlich. Im Anschluss an den Fieberkrampf ist das Kind häufig noch für einige Zeit in einem gewissen Dämmerzustand und wirkt sehr verschlafen.

Zur Therapie von Fieberkrämpfen ist es unbedingt erforderlich, das Fieber des Kindes mit fiebersenkenden Zäpfchen sowie kühlen Wickeln an beiden Unterschenkeln oder in beiden Leistenbeugen zu senken – Achtung: kein Eis! Die Temperatur der Wickel sollte etwa 10 bis 15 Grad unter der Körpertemperatur des Kindes liegen. Diese Behandlung kann sowohl zur Akuttherapie bei plötzlichen Fieberkrämpfen als auch zur Vorbeugung bei plötzlich auftretendem Fieber genutzt werden. Dauert der Krampf länger als drei bis fünf Minuten, kann ein Diazepamzäpfchen oder eine Diazepam-Rektiole (vom Hausarzt oder Kinderarzt verschreiben lassen) rektal eingeführt werden. Bleibt ein Anfall bei einem akuten Fieberkrampf länger als sechs bis acht Minuten bestehen, obwohl oben genannte Medikamente verabreicht und die Kühlungsmaßnahmen durchgeführt wurden, oder sollten andere Auffälligkeiten bestehen, müssen auf jeden Fall der Rettungsdienst sowie der Notarzt verständigt werden.

In derartig gelagerten Fällen halte ich nach entsprechender Versorgung ein unmittelbares Verbringen des Kindes in eine geeignete Klinik für unabdingbar, um andere Ursachen des Krampfanfalles auszuschließen. Auf alle Fälle muss nach einem Fieberkrampf, auch einem einfachen, grundsätzlich der Kinderarzt aufgesucht oder verständigt werden, um die Harmlosigkeit des durchgemachten Krampfanfalles bestätigen zu lassen.

*

Neben den Fieberkrämpfen stellen die sogenannten Pseudokrupp-Anfälle häufige Einsätze bei Kindern und Kleinkindern dar.

So wurde ich eines späten Abends zu einem zweijährigen Kind mit »akuter Atemnot« gerufen. Schon im Hausflur hörte ich einen bellenden Husten und ein Ziehen beim Einatmen.

Als ich die Wohnung betreten hatte, sah ich eine junge Mutter, die ihr Kind auf dem Arm trug und versuchte, es zu beruhigen. In dem bellenden Husten, der Heiserkeit und dem vernehmlichen »Stridor« bei der Einatmung erkannte ich die charakteristischen Symptome eines Pseudokrupps. Auf Nachfrage erzählte mir die Mutter, dass ihr kleiner Sohn einen leichten Infekt gehabt habe.

»Hat das Kind irgendetwas im Mund gehabt und eventuell verschluckt?«, wollte ich wissen. »Nein, nicht dass ich etwas bemerkt habe.« Sicherheitshalber schaute ich dem Kind unter gutem Zureden trotzdem in den Mund, fand aber keinen Anhalt für einen Fremdkörper.

»Haben Sie dem Kind schon etwas gegeben?«, fragte ich. »Nein, ich weiß ja nicht was«, antwortete die Mutter. »In Ordnung, dann bekommt es jetzt von uns die entsprechende Medikation.« Ich ließ ein Prednisolonzäpfchen (Kinderzäpfchen mit Kortison) vorbereiten und bat die Mutter, es dem Kind in den After einzuführen.

Die natürlich kontrollierte Sauerstoffsättigung lag im unteren Normbereich, die Herzfrequenz war verständlicherweise mehr als altersentsprechend erhöht. Ich bat die Mutter, das Fenster zu öffnen und sich mit dem Kind davor zu stellen. Frische Luft bessert die Symptome eines Pseudokrupp-Anfalls. Sie tat, wie ich angeregt hatte, und es gelang ihr jetzt recht gut, das verängstigte Kind zu beruhigen. Dadurch ging der Stridor etwas zurück und auch die Atemnot schien nachzulassen. Ein Adrenalinspray (zum Abschwellen der oberen Atemwege) musste also nicht angewandt werden. Die Temperaturkontrolle ergab etwas über 38 Grad Celsius. Da es der erste Anfall dieser Art des Kindes war, verabredete ich mit den Eltern vorsichtshalber ein Verbringen des Sprösslings in eine Kinderklinik. Die Mutter fuhr natürlich mit und wir brachten es ohne Zwischenfälle zur stationären Aufnahme.

Beim Pseudokrupp sind die oberen Atemwege im Bereich des Kehlkopfes entzündet, deutliche Heiserkeit und trockener Husten sind die Folge, in schweren Fällen auch Atemnot, da es durch die entzündlich bedingte Schwellung der Schleimhaut unterhalb der Stimmritzen und im Bereich des Kehlkopfes zu einer Einengung der Luftwege kommen kann.

Besonders gefährdet sind dabei Kinder im Alter von 6 Monaten bis zu etwa 3 Jahren. Kinder dieser Altersgruppe haben wachstumsbedingt noch einen recht kleinen Kehlkopf, wodurch die Atemwege naturgemäß leichter zuschwellen können, wenn es zu einer Entzündung in diesem Bereich kommt. Dabei sind Jungen häufiger als Mädchen betroffen. Wissenschaftliche Untersuchungen haben gezeigt, dass derartige Anfälle vom Wetter und von der Jahreszeit abhängig sind. Gehäuft treten sie im Herbst und im Winter auf, vor allem bei nasskalter Witterung. Man hört in diesen Fällen ein pfeifendes Geräusch bei der Einatmung, den sogenannten Stridor.

Wichtig bei einem Pseudokrupp-Anfall ist zunächst, dass man Ruhe bewahrt und auch das Kind beruhigt, am besten, indem man es auf den Arm nimmt. Dann sollte die Gabe von Kortison als Zäpfchen erfolgen. Bei ausbleibender oder ungenügender Wirkung des Zäpfchens führt Adrenalin in einem Vernebler zu einer raschen Abschwellung der Schleimhäute. Zudem empfiehlt es sich, das Fenster zu öffnen – feuchte, kühle Luft erleichtert dem Kind das Atmen. Feuchte und kalte Halswickel helfen beim Abschwellen der Schleimhäute, außerdem kann man kalte Getränke in kleinen Schlucken oder etwas Eis zum Lutschen geben.

*

Auch Unfälle mit Kleinkindern und Kindern im Schulalter haben einen recht hohen Stellenwert in der Zahl der Notarzteinsätze.

Es war ein ganz normaler Samstagvormittag, alles ruhig, wir saßen auf der Wache zusammen und plauderten, als uns der Piepser aus der Unterhaltung riss. Schnell sprangen wir in unsere Fahrzeuge und erhielten über das Display des Funkmeldesystems die Aufforderung, nach H. zu fahren. Dort habe ein Kind schwere Verbrühungen erlitten.

Bereits nach wenigen Minuten erreichten wir den angegebenen Zielort, an der Hofeinfahrt erwartete uns ein junger Mann – wie sich später herausstellte, handelte es sich um den Vater des verunglückten Kindes – und führte uns in die Küche, wo ein etwa dreijähriger Junge, den Rücken uns zugewandt, auf dem Schoß seiner Tante saß und brüllend weinte. Ich sah sofort, dass große Partien des Rückens und Teile des Pos feuerrot waren und sich die Haut an einzelnen Stellen ablöste – also Verbrühung ersten und zweiten Grades.

Der Vater berichtete uns, dass sie eine Hausschlachtung gehabt und dabei eine Metzelsuppe hergestellt hätten, die in einer Wanne auf dem Fußboden gestanden habe und noch sehr heiß gewesen sei. Der Junge habe gespielt und sei hin und her gelaufen, sei dann plötzlich rückwärts gelaufen, über den Rand der Wanne gestolpert und mit dem Rücken und dem Po in die heiße Suppe gefallen. Der Vater habe ihn sofort herausgehoben, ihn in die Badewanne gestellt und mit der Handbrause mit lauwarmem, nicht kaltem Wasser die ganze Zeit den Rücken und den Po abgebraust. Das habe dem Jungen gutgetan.

»Hubschrauber, zweitgradige Verbrühung Rücken und Po, kreislaufstabil, Zielklinik«, beauftragte ich einen der Rettungsassistenten, denn es war mir klar, dass wir den Kleinen nicht selbst transportieren würden.

In der Zwischenzeit konnten wir den Jungen etwas beruhigen, legten ein Brandtuch um seine Schultern, den Rücken und den Po. Unter stetem ruhigen Zureden gelang es mir ganz leicht, eine Venenverweilkanüle in die rechte Ellenbogenvene zu platzieren, wir schlossen eine Infusion an und der Bub erhielt sofort entsprechende Schmerz- und Beruhigungsmittel, worunter er nach kurzer Zeit ganz entspannt auf dem Bauche liegend einschlief. Selbstverständlich liefen diese Maßnahmen unter entsprechender Kontrolle von Blutdruck, Herzfrequenz und Sauerstoffsättigung ab – diese ergab keine Auffälligkeiten. Nun brachten wir ihn in unseren Rettungswagen, überprüften erneut alle Vitalparameter und warteten auf den Hubschrauber.

Ein klein wenig vom Schmerzmittel musste ich noch nachspritzen, aber ansonsten war alles okay. Wenig später traf der Helikopter ein und konnte unmittelbar neben uns auf einer Wiese landen. Nach Übergabe an den Hubschrauberkollegen konnte der Junge, zusammen mit seiner zwischenzeitlich eingetroffenen Mutter und ohne dass weitere Maßnahmen ergriffen werden mussten, in die vorverständigte Zielklinik geflogen werden.

Wir beruhigten den Vater, dass sehr wahrscheinlich keinerlei Schäden oder Narben bleiben würden, und verabschiedeten uns schließlich.

An dieser Stelle ein paar Worte zur Behandlung mit Wasser: Bei kleinflächigen Verbrennungen ersten und zweiten Grades, also bis etwa zur Größe der Hälfte der Handfläche des Opfers, ist eine Kühlung und damit Schmerzminderung durch leicht lauwarmes, aber nicht kaltes Wasser zu empfehlen. Dieses darf aber, zum Beispiel mit der Handbrause, nur über die verletzte Stelle laufen, nicht über den ganzen Körper, da ansonsten die Gefahr einer Unterkühlung besteht. Eine solche muss auf alle Fälle vermieden werden. Auch bei der Verwendung von kaltem Wasser kann es bei Kindern, Kleinkindern und besonders Babys schnell zu einer Unterkühlung kommen. Bei größerflächigen Verbrennungen oder Verbrühungen sind unbedingt der Rettungsdienst und Notarzt zu verständigen. Bis diese eintreffen, die Wunde mit einem keimfreien Verband bedecken oder ein sauberes Leinentuch darüberlegen. Der Verletzte sollte außerdem möglichst in Schocklage gebracht werden.

Bitte verwenden Sie bei solchen Verbrennungen auf keinen Fall irgendwelche Hausmittel wie Mehl, Puder, Brandsalbe oder Ähnliches, weil diese die Situation unter Umständen verschlimmern können.

*

Ein anderer typischer Kinderunfall ereignete sich in einem landwirtschaftlichen Anwesen eines kleinen Ortes. Dort hatten Kinder ein Wettspringen gemacht. Kein Weitspringen, es ging darum, wer sich traute, von immer größerer Höhe aus auf die Erde zu springen. Zunächst ging auch alles gut, bis ein siebenjähriger Bub scheinbar etwas falsch aufkam und sich ein Bein brach.

Bei meinem Eintreffen fand ich einen heftig wimmernden Jungen auf dem Boden liegend, seine Eltern und seine Wettkampfkameraden standen fassungslos um ihn herum. Der Bub weinte und gab an, heftige Schmerzen im Oberschenkel rechts zu haben. Zunächst sprach ich nur beruhigend auf ihn ein und ließ mir erklären, wie es überhaupt zu dem Unfall gekommen war. Dabei untersuchte ich kurz das Bein und stellte einen Bruch des Oberschenkelknochens fest, zum Glück aber keine weiteren Verletzungen.

»Du hast deinen Oberschenkel gebrochen, aber das heilt wieder«, sagte ich zu ihm. »Muss ich jetzt ins Krankenhaus?«, fragte er. »Ja, natürlich.« Daraufhin er hoffnungsvoll: »Au, mit so einem großen Rettungsauto?« In diesem Moment war auch schon das Martinshorn zu hören und wenig später hielt das Fahrzeug neben uns. Kurz wies ich die Rettungssanitäter ein: »Infusion, Dormicum, Ketanest.«

Dann wandte ich mich an den Jungen. »So, nun lege ich dir eine ...«, weiter kam ich nicht. »Ich habe Angst, das tut weh!«, rief er. Ich beruhigte ihn: »Du brauchst keine Angst zu haben, das tut nicht mehr weh, als wenn dich eine Mücke sticht, nur ein kleiner Piks. Du bist doch ein großer Junge und weißt: Ein Indianer kennt keinen Schmerz! Ihr spielt doch manchmal Indianer?« Er nickte. Zwischenzeitlich hatte ich die Staubinde angelegt. »So, jetzt der kleiner Piks ... hier«, und schon führte ich die Plastikkanüle in die Vene ein. Er zuckte nicht einmal. »Das war alles«, sagte ich, woraufhin er erleichtert erwiderte: »Hat gar nicht wehgetan!« Ich lächelte. »Nun bekommst du eine Spritze – tut nicht weh, keine Angst – und dann wirst du müde und schläfst ein, wie abends, wenn du ins Bett gehst.«

Den Eltern erklärte ich, dass wir ihren Sohn zum Lagern auf die Trage und zur Fahrt ins Krankenhaus schmerzfrei machen würden.

Wir schlossen die Infusion an, Herzfrequenz, Blutdruck und Sauerstoffsättigung waren im Normbereich. Unter Pulsoxymeterkontrolle erhielt der Junge erst Dormicum in vorsichtiger Titrierung und anschließend Ketanest in entsprechender Dosierung. Er schlief langsam ein und als wir sicher waren, dass er nichts mehr spürte, schienten wir mit einer Spezialschiene zunächst das gebrochene Bein in ganzer Länge und legten ihn anschließend ohne Schwierigkeiten auf die Trage. Wenig später fuhren wir ihn unter entsprechender Überwachung zusammen mit seiner Mutter in eine kinderchirurgische Abteilung. Von der Fahrt im »Rettungsauto«, auf die er sich so gefreut hatte, hat er leider nicht viel mitbekommen.

Zufällig traf ich den Jungen einige Monate später im selben Dorf wieder. Es ging ihm ausgezeichnet, er tobte mit seinen Freunden herum. Er sah mich und kam sofort auf mich zu gerannt.

»Hey, du warst doch bei meinem Unfall da?« Ich bejahte. »Und du hast mir doch versprochen, dass ich in dem Rettungsauto fahren darf.« – »Das bist du ja auch, von hier bis ins Krankenhaus«, erwiderte ich, woraufhin er entrüstet ausrief: »Ja, ich habe aber von der Fahrt überhaupt nichts gemerkt, so was ist gemein! Das gilt nicht!«

Was blieb mir anderes übrig? Der Rettungswagen war gerade frei, weil wir nur eine Notarztversorgung und keinen Transport hinter uns hatten. Nach kurzer Information an die Leitstelle durften der Junge und seine Freunde in den Retter einsteigen und wir fuhren eine Runde durch das Dorf – Gesprächsstoff der Kinder für lange Zeit. Auch das kann Rettungsdienst bei Kindern sein!

9.

SCHLAGANFÄLLE

Schon während der Anfahrt zu einem Einsatz wurde mir über das Funkmeldesystem die Diagnose »APO« – kurz für »Apoplex«, also Hirnschlag beziehungsweise Schlaganfall – mitgeteilt. Nachdem ich nach kurzer Zeit am Notfallort eingetroffen war, fand ich in der Wohnstube eine Frau, etwa Mitte 70, halb in einem Sessel liegend vor.

Nachdem ich mich kurz vorgestellt hatte, fragte ich die umstehenden Angehörigen: »Was ist geschehen?«

»Sie spricht nicht mehr und sie kann den rechten Arm nicht heben, sehen Sie, der Mund ist auch ganz schief.«

»Und wie lange ist das so, dass sie den Arm nicht mehr bewegen kann?«, fragte ich nach.

»Na ja, beim Frühstück war noch alles in Ordnung.«

»Und wann hat sie gefrühstückt?«

»Das ist jetzt ungefähr eine halbe Stunde her.«

Während dieses kurzen Frage-und-Antwort-Spiels untersuchte ich die Patientin. Ihr Puls war beidseits gut zu tasten, aber sehr unregelmäßig: Angesichts des Alters der Patientin handelte es sich höchstwahrscheinlich um eine absolute Arrhythmie bei Vorhofflimmern. Auf einfache Fragen, wie zum Beispiel nach ihrem Namen, wo sie sich jetzt befinde oder was heute für ein Tag sei, erhielt ich keine Antwort. Der Mundwinkel hing rechts deutlich nach unten, der rechte Arm und das rechte Bein fielen, als ich diese etwas anhob, ebenfalls kraftlos herab, wohingegen die Patientin auf meine Aufforderung hin die Extremitäten auf der linken Seite anheben und halten konnte – damit war nachgewiesen, dass sie mich wenigstens verstehen und das Gehörte umsetzen konnte. Die Pupillen waren seitengleich, normal weit und reagierten gut auf Lichteinfall, aber sie waren beidseits gering nach links oben verdreht. Damit war meine Arbeitsdiagnose klar und lautete in entsprechendem Fachjargon: »Schlaganfall mit rechtsseitiger Lähmung. Blickdeviation nach links oben, Patientin schaute den Herd an.«

Inzwischen war auch der Rettungswagen mit seiner Besatzung eingetroffen. Einer der Mitarbeiter maß den Blutdruck.

»160 zu 90 Millimeter Hg«, informierte er mich.

»In Ordnung, lassen wir.«

»Sauerstoffsättigung 92 Prozent, Herzfrequenz um die 90, stark schwankend«, teilte mir der andere mit.

Die Herzfrequenz lag also im Normbereich, war aber unregelmäßig und die Patientin wies einen relativ niedrigen Sauerstoffgehalt des Blutes auf.

»Infusion, EKG«, sagte ich zu meinem Team, »zusätzlich Sauerstoff über Maske mit 10 Litern.«

Mit einer Plastikverweilkanüle punktierte ich eine Vene am nicht gelähmten Arm. Beim Herausziehen des Mandrins verlangte ich kurz »BZ«, also die obligatorische Bestimmung des Blutzuckers, die mit dem kleinen Tropfen Blut an der Spitze des Mandrins heute leicht und sehr schnell durchgeführt werden kann. Gleichzeitig verband ich die Verweilkanüle mit dem Infusionsschlauch und bat einen der Angehörigen, die Infusionsflasche zu halten.

»Die Mutter hat aber keinen Zucker«, wurde ich von einem der Familienmitglieder belehrt.

»Der Blutzucker wird bei uns in solchen Fällen immer kontrolliert«, erwiderte ich. Gleichzeitig machten die Mitarbeiter den Brustkorb der Patientin frei und legten die EKG-Elektroden an.

»102 Milligrammprozent«, informierten sie mich. Damit war klar, dass der Blutzucker im Normbereich lag. Anschließend zeigte man mir einen ausgedruckten EKG-Streifen, auf dem ich unmittelbar ein Vorhofflimmern mit unregelmäßiger Überleitung auf die Kammer erkannte. Die Ungleichmäßigkeit des Pulses war also Folge einer sogenannten absoluten Arrhythmie bei Vorhofflimmern – einer bei älteren Menschen häufig vorkommenden Rhythmusstörung. Die Wahrscheinlichkeit, dass es sich bei dem Hirnschlag um einen Gefäßverschluss durch einen Thrombus handelte, war jetzt fast, aber eben auch nur fast, zu 100 Prozent sicher.

»Wie war denn Ihre Mutter bis jetzt beieinander?«, erkundigte ich mich. »Sie war vollkommen in Ordnung, hat im Haushalt geholfen, ist alleine spazieren gegangen …«, war die Antwort. »Und was nimmt sie an Arzneien regelmäßig ein?«, wollte ich weiter wissen. »Ich hol schnell mal die Liste«, sagte einer der Angehörigen.

Mir wurde eine Medikamentenliste gereicht, auf der lediglich drei relativ unbedeutende Arzneimittel gegen Unruhe und Schlaflosigkeit standen, aber auffallenderweise keine Medikation, die bei einem Vorhofflimmern die Gefahr der Entstehung eines Thrombus vermindern soll. Sollte das Vorhofflimmern erst jetzt neu aufgetreten sein?

»Sonst nichts?«, vergewisserte ich mich noch einmal.

»Nein, sonst nichts.«

Ich wandte mich also an einen der Rettungsassistenten: »Frag mal nach, wo ein Platz in einer Stroke-Unit frei ist. 75-jährige Patientin, bisher gesund und aktiv, seit circa 45 Minuten Apoplex mit rechtsseitiger Parese, Blickdeviation nach links, absolute Arrhythmie bei Vorhofflimmern, nicht intubiert, nicht beatmet, kreislaufstabil«, und dieser machte sich sofort auf den Weg zum Rettungswagen, um über Funk die Rettungsleitstelle zu informieren, die dann ihrerseits die einzelnen infrage kommenden Kliniken in unserem Bereich abfragte. Eine Liste der Krankenhäuser mit entsprechender Einrichtung liegt jeder Rettungsleitstelle natürlich vor.

»Ist der Puls Ihrer Mutter schon immer so unregelmäßig? Hat der Hausarzt irgendetwas dazu gesagt?«, fragte ich die Angehörigen der Patientin. »Nein, uns ist nichts bekannt.« Damit ließ ich es bewenden.

Nach Rückkehr des zweiten Assistenten wurde die Patientin auf die Trage gebettet und in den Rettungswagen gebracht. Hier überprüften wir erneut die vitalen Parameter, die sich aber nicht auffallend geändert hatten. Inzwischen hatte sich auch die Leitstelle gemeldet und uns mitgeteilt, in welcher Klinik sie uns angemeldet hatte. Mit Sonderrechten begaben wir uns in die genannte Klinik, wo schon alles bereit stand, und übergaben die Patientin mit den notwendigen Informationen.

Wie wir später erfuhren, wurde im Computertomogramm des Kopfes, kurz CCT, eine Minderdurchblutung aufgrund eines Gefäßverschlusses festgestellt und die Patientin konnte lysiert werden, das bedeutet, das kleine Gerinnsel in einem Hirngefäß konnte mittels spezieller Medikamente wieder aufgelöst werden. Einige Wochen später war sie bis auf geringe Sprachschwierigkeiten und eine leichte Schwäche auf der rechten Körperseite wiederhergestellt; sie konnte wieder spazieren gehen und im Haushalt helfen.

*

Es war mitten in der Nacht, Schneefall, glatte Straßen, noch nichts geräumt, als wir erneut zu einem Apoplex in ein weiter entferntes Dorf gerufen wurden.

Dort fanden wir nach entsprechend vorsichtiger Anfahrt eine Patientin im Bett liegend vor. Auf unsere Frage, was passiert sei, antwortete der Ehemann, er habe aufstehen müssen und dabei sei ihm aufgefallen, dass seine Frau nicht reagierte – was sie sonst immer tue –, sie habe auch so komisch geschnauft. Auf Zuruf habe sie nicht reagiert. Die Arme seien so schlaff nach unten gefallen.

Bei unserer Kurzuntersuchung, dem sogenannten Body Check, fanden wir die Patientin nicht ansprechbar, tief schnaufend, Puls okay, Pupillen seitengleich, schlaffe Lähmung der gesamten rechten Körperseite, gewisser Rigor der Extremitäten links. Blutdruck im Normbereich. Sauerstoffsättigung okay.

»Ist Ihre Frau zuckerkrank?«, erkundigte ich mich. »Nein.« – »Nimmt sie Medikamente?« – »Nein.« – »Hatten Sie Streit oder hat Ihre Frau irgendetwas belastet, könnte sie Tabletten eingenommen haben?«, wollte ich wissen. »Nein, alles in Ordnung, wir sind gestern Abend gemeinsam schlafen gegangen, es war alles wie immer.« Das EKG zeigte keine Auffälligkeiten, die uns auf irgendetwas hinweisen würden.

»Okay, Infusion, könnte ein Apoplex unklarer Ursache sein, wegen der Halbseitenlähmung.« Ich legte die Infusion an und gab den Mandrin der Plastikkanüle mit der geringen Blutmenge an den Rettungsassistenten.

»BZ«, sagte ich. »BZ 31 Milligrammprozent«, lautete das Ergebnis. Das war ein etwas überraschender Befund.

»Und Ihre Frau ist sicher nicht zuckerkrank? Nimmt keine Zuckertabletten ein oder spritzt Insulin?«, hakte ich erneut beim Ehemann nach. »Nein, sicher nicht.«

Ich ließ den Blutzuckerwert nochmals kontrollieren, mit einer anderen Blutabnahmemethode und an anderer Stelle: »Kontrolle Blutzucker aus Fingerbeere anderer Arm!« Mit einer kleinen Lanzette machte der Rettungsassistent an der Fingerkuppe des Mittelfingers des Armes, an dem die Infusion nicht angehängt war, einen kleinen Piks und nahm den austretenden Blutstropfen mit dem Blutzuckerstreifen auf. Nach Beendung der Messung wenige Sekunden später sagte er: »30 Milligrammprozent.«

»Okay, Glukose 40 Prozent, 10 Milliliter an mich und Wechsel der Infusionsflasche auf eine G5«, ordnete ich an. Man reichte mir die fertig aufgezogene Glukose und nach obligatorischer Kontrolle injizierte ich langsam die konzentrierte Zuckerlösung in die liegende Verweilkanüle. »Noch mal dasselbe!«

Bald merkte ich, dass sich der Zustand der Patientin besserte, sie fing zu stöhnen an, wurde etwas unruhig, schlug schließlich die Augen auf, bewegte jetzt auch die Extremitäten der rechten Körperseite. Ich spritzte noch einmal langsam eine Ampulle Glukose nach, woraufhin sie sich etwas irritiert umsah und nach wenigen Minuten plötzlich fragte: »Was ist denn los, wer sind diese Männer?«

»Wir sind vom Rettungsdienst, Ihr Mann hat uns verständigt, weil Sie nicht reagierten. Wir haben festgestellt, dass Sie eine Unterzuckerung hatten«, gab ich ihr zur Antwort und hakte erneut, jetzt an die Patientin gewandt, nach: »Sind Sie zuckerkrank, nehmen Sie Zuckertabletten oder spritzen Sie Insulin?«

»Nein«, bestätigte die Patientin die vorherige Aussage ihres Mannes.

»Ist Ihnen sonst etwas aufgefallen?« – »Nein, eigentlich nicht, nur hatte ich in letzter Zeit immer öfter plötzlichen Hunger, manchmal habe ich auch plötzlich geschwitzt.« – »Das könnten Zeichen einer Unterzuckerung gewesen sein«, klärte ich die Patientin auf.

Der vermeintliche Apoplex hatte sich also als eine ausgeprägte Hypoglykämie – Unterzuckerung – herausgestellt und war mit entsprechender Glukosezufuhr leicht zu beherrschen. Die Hypoglykämie hat folglich Symptome vorgetäuscht, die primär nicht zu einer Unterzuckerung passen. Sie zeigt zwar in 90 Prozent der Fälle die typischen Anzeichen dieser Erkrankung, aber in den restlichen 10 Prozent kann sie in eine ganz andere diagnostische Richtung deuten, wie ein Chamäleon, das seine Farben ändert.

Wir überzeugten die Patientin, mit uns in die Klinik zu fahren, denn die Ursache der Zuckerentgleisung musste ja herausgefunden werden. Im Krankenhaus stellte sich eine Erkrankung der Bauchspeicheldrüse heraus und die Patientin konnte geheilt werden.

Der Fall dokumentiert eindrucksvoll, warum im Notarztdienst bei Gehirnschlägen jeglichen Ausmaßes sowie bei allen bewusstlosen Personen praktisch immer der Blutzucker des Patienten bestimmt wird, auch wenn keine Blutzuckererkrankungen bekannt sind.

*

Hinter dem Begriff »Schlaganfall« beziehungsweise »Apoplex« verbergen sich verschiedene Hirn- und Hirngefäßerkrankungen, die plötzlich und ohne äußere Einwirkung auftreten und mit einer akuten Funktionsstörung des Gehirns und den daraus folgenden Ausfallserscheinungen einhergehen.

Es lassen sich zwei große Gruppen von Schlaganfällen unterscheiden, die sich in ihrer klinischen Symptomatik zwar sehr ähn-

lich sehen, die aber trotzdem ganz unterschiedliche Behandlungs-
maßnahmen erfordern:

In etwa 75 Prozent aller Schlaganfälle ist eine akute Minderdurchblutung des Gehirns oder von Teilen desselben für das
Auftreten der Symptomatik verantwortlich. Unter einem solchen
»ischiämischen Schlaganfall« versteht man alle Ereignisse und Erkrankungen, die eine regionale (örtliche) Durchblutungsstörung
im Gehirn bewirken. Diesem Schlaganfall liegt demnach also ein
plötzlicher Mangel an Sauerstoff und den anderen Substraten, die
zur Funktion des Gehirns benötigt werden, zugrunde. Verantwortlich dafür sind ausgeprägte Engstellen (Stenosen) oder Verschlüsse,
einmal in den großen, die einzelnen Gehirnareale versorgenden
Gefäßen, aber auch der kleineren Arterien im Gehirn selbst, die
ihrerseits jeweils ein bestimmtes Gebiet mit Blut und damit mit
Sauerstoff versorgen. Die Ursache dieser Verschlüsse können kleine
Gerinnsel (Thromben), aber auch eine ausgeprägte Verkalkung
eines Gefäßabschnittes sein. Die von diesen Gefäßen versorgten
Hirnzellen werden dadurch von der lebensnotwendigen Sauerstoffversorgung abgeschnitten und sterben, wie bei einem Herzinfarkt
die Herzmuskelzellen, einfach ab.

Die zweite große Gruppe der Ursachen eines Schlaganfalles
stellen die Hirnblutungen dar, die einen Anteil von etwa 20 Prozent aller Apoplexien ausmachen.

Unter dem Sammelbegriff »Hirnblutung« fasst man alle krank-
haften Geschehnisse zusammen, bei denen es zu Blutaustritten
im Gehirn kommt. Diese Blutungen können zum einen durch
einen Bluthochdruck ausgelöst werden, zum anderen durch das
Platzen eines sogenannten Aneurysmas (Aussackung der Gefäßwand). Meistens sind die betroffenen Gefäßabschnitte schon vorher geschädigt gewesen. Durch das austretende Blut werden die
angrenzenden Gehirnzellen verdrängt und gequetscht und verlieren dadurch ihre Funktionsfähigkeit. Gleichzeitig erhöht sich
durch die austretende Flüssigkeitsmenge der Druck innerhalb der

knöchernen Schädelkalotte, die ja nicht dehnbar ist. Diese Drucksteigerung ruft ihrerseits weitere klinische Symptome hervor. Typisch für eine Hirnblutung ist der meist ganz plötzliche Beginn der Blutung mit sehr schnell zunehmender Bewusstseinstrübung. Die Sterberate bei diesem Typus der Apoplexie liegt deutlich höher als die beim ischiämischen Schlaganfall.

Bei circa 5 Prozent aller Schlaganfälle sind Blutungen, die unterhalb der harten Hirnhaut, also nicht im Gehirn selbst gelegen sind, die Ursache. Auch sie können das Gehirn erheblich schädigen. Die Symptomatik ist in diesen Fällen jedoch, zumindest anfänglich, meist sehr mild und bei Weitem nicht so dramatisch wie bei den Gehirnschlägen, sie kann aber im Verlauf deutlich an Intensität zunehmen. Hier fallen vor allen Dingen starke Kopfschmerzen und eine ausgeprägte Pupillendifferenz auf.

Im Allgemeinen deuten keine Vorzeichen auf einen drohenden Schlaganfall hin. Manchmal finden sich jedoch einige beachtenswerte Hinweise: Alle Formen von plötzlicher Bewusstseinstrübung, ob akut oder langsam fortschreitend, muskuläre Schwäche oder Taubheitsgefühl, plötzliche Sehverschlechterung, Auftreten von Doppelbildern, Sprach- oder Verständigungsschwierigkeiten, Schwindel, Übelkeit, Erbrechen, wenn diese nicht anders zu erklären sind, plötzlicher einseitiger Hörverlust oder auch neu auftretende Erinnerungsstörungen sollten die Alarmglocken schrillen lassen.

Beim Auftreten eines der oben geschilderten Symptome, und sei es auch noch so gering ausgeprägt, sollten unverzüglich Rettungsdienst und Notarzt verständigt werden, da die erfolgreiche Behandlung eines Patienten mit einem Schlaganfall ganz entscheidend vom schnellen Erkennen der Symptome und den daraufhin getroffenen Maßnahmen abhängt. Das Zeitfenster für die therapeutischen Erfolge ist sehr schmal, es beträgt maximal drei Stunden – und zwar vom Auftreten der ersten Symptome an gerechnet.

Wie oft habe ich es erlebt, dass ich morgens zu einem Einsatz mit dem Stichwort »Apoplex« gerufen wurde und die Symptomatik des Insultes mit Lähmung eines Armes, eines Beines oder anderer Funktionsstörungen bereits voll ausgeprägt war, und wenn ich dann fragte: »Wann ist das denn passiert?«, die Antwort lautete: »Schon heute Nacht …« – »Und warum haben Sie nicht gleich angerufen?« – »Na ja, ich habe gedacht, das wird schon wieder …«, oder »Wir wollten den Hausarzt in der Nacht nicht bemühen …«

Erkennen und Reagieren, davon hängt die erfolgreiche Notfallbehandlung eines Patienten mit einem Schlaganfall ab! Die Hirnzellen reagieren äußerst empfindlich auf Sauerstoffmangel und es sind irreversible, nicht wiedergutzumachende Schädigungen derselben schon nach wenigen Minuten Minderversorgung mit Sauerstoff feststellbar.

Nach dem Ergebnis verschiedener Studien erleiden in Deutschland jährlich etwa 220.000 Menschen erstmals einen Schlaganfall. Von diesen Betroffenen versterben bereits 20 Prozent innerhalb der ersten vier Wochen nach dem Ereignis. Die Einjahresletalität beträgt bis zu 40 Prozent. Etwa 25 Prozent der Überlebenden werden pflegebedürftig und circa 50 Prozent dauerhaft arbeits- und erwerbsunfähig. Der Schlaganfall ist die häufigste neurologische Erkrankung innerhalb der Gesamtbevölkerung. Die Versorgung von Schlaganfallpatienten mit anschließender Rehabilitation verschlingt etwa fünf Prozent des gesamten Gesundheitsbudgets.

10.

PLÖTZLICHER BRUSTSCHMERZ: HERZINFARKTE

Der Herzinfarkt ist eine akute, lebensgefährliche Erkrankung, die praktisch in allen Lebensaltern vorkommen kann. Der Herzmuskel wird über die Herzkranzgefäße mit Sauerstoff und Nährstoffen versorgt. Kommt es zu einem Verschluss eines solchen Herzkranzgefäßes, wird der Bezirk des Herzmuskels, der von diesem Kranzgefäß aus versorgt wird, von der Sauerstoff- und Nahrungszufuhr abgeschnitten und stirbt nach einer gewissen Zeit ab. Sind sehr kleine Gefäße betroffen, kann der Herzinfarkt praktisch unbemerkt ablaufen, beim Verschluss großer Gefäße kann er, aus verschiedenen Ursachen, zu sofortigem Kreislaufstillstand, massivsten Herzrhythmusstörungen, zu Schock und schließlich auch zum Tod führen. Jährlich erleiden in Deutschland mehr als 200.000 Personen einen Herzinfarkt, etwa 60.000 sterben an den direkten oder mittelbaren Folgen. Das ist fast ein Drittel aller Infarktpatienten.

Ein plötzlich auftretender massiver Schmerz hinter dem Brustbein und in der linken Brustkorbseite kann immer ein Hinweis auf einen Herzinfarkt sein. Es handelt sich dabei – ebenso wie bei der Angina pectoris – um einen sogenannten Ischiämieschmerz. Das bedeutet, es besteht ein Defizit zwischen dem Sauerstoffverbrauch des Herzmuskels und dem Sauerstoffangebot durch die Herzkranzgefäße. Wenn dieses Gleichgewicht zuungunsten des Sauerstoffangebotes verschoben wird, entsteht eine negative Bilanz – mehr gefordert als vorhanden – und diese Differenz ruft dann den Schmerz hervor. Dabei entsteht ein Gefühl, als würde der Brustraum mit einem Reifen eingeengt werden.

Der Schmerz kann in die linke Schulter, in den linken Arm, manchmal sogar bis in die Fingerspitzen ausstrahlen, aber auch in den Unterkiefer und die linke Halsseite. Genauso können die Schmerzen auch nur im Oberbauch lokalisiert sein. Hinzu kommen starke Angstgefühle – bis hin zur Todesangst. Der Patient ist oft von einer gewissen Unruhe betroffen, blasse bis graue Gesichtsfarben können vorliegen. Dazu gesellen sich manchmal Übelkeit und Erbrechen. Auch Kaltschweißigkeit ist ein Alarmsignal, sie deutet auf ein beginnendes Schockgeschehen hin. Manchmal tastet man einen unregelmäßigen Puls als Ausdruck bestehender Herzrhythmusstörungen. Zusätzlich kann Atemnot als Zeichen einer Herzmuskelschwäche auftreten. Grund hierfür ist die Tatsache, dass das von der Versorgung abgeschnittene Gebiet des Herzmuskels nicht mehr aktiv an der Pumpfunktion teilnehmen kann, was zu einer Schwächung der Herzleistung insgesamt führt.

Alle diese Zeichen und Symptome können je nach Größe und Ausdehnung des Infarktes unterschiedlich intensiv ausgeprägt sein.

Der akute Brustschmerz ist der häufigste Grund für die Aufnahme in einer internen zentralen Notaufnahme großer Kliniken oder in der sogenannten Chestpain Unit, der »Brustschmerzeinheit«, die wiederum eine Unterabteilung entsprechender Notaufnahmen darstellt. Diagnostik und Therapie konzentrieren sich in einer solchen Unit ausschließlich auf den Brustschmerz der eintreffenden Notfallpatienten. Durch genau standardisierte Vorgaben und Abläufe wird mit minimaler zeitlicher Verzögerung festgestellt, ob eine Herzerkrankung primär für die Brustschmerzen verantwortlich ist.

Dabei ist es das Ziel, Patienten mit einem akuten Koronarsyndrom – darunter versteht man alle Ereignisse und Geschehen, die mit einer Einengung oder gar einem Verschluss von Herzkranzgefäßen einhergehen – oder anderen lebensgefährlichen Erkrankungen, wie zum Beispiel akute Lungenembolien oder Aortenaneurysmen, schnell zu diagnostizieren und herauszufiltern, um sie einer raschen und adäquaten Behandlung zuzuführen. Gerade bei einem tatsächlichen Herzinfarkt zählt jede Minute, da sich nur bei rechtzeitigem Nachweis eines Herzkranzgefäßverschlusses und unmittelbarer Therapie dauerhafte Schäden des Herzmuskels vermeiden lassen.

*

Es ist noch gar nicht so lange her, da wurden an einem frühen Morgen der Rettungswagen und ich zu einem Notfall gerufen, bei dem es im Funkmeldesystem hieß: »Kollaps, Herzinfarkt.«

Nach relativ kurzer Alarmfahrt trafen wir bei dem knapp 70-jährigen männlichen Patienten ein. Er saß in einem Sessel, machte einen eigentlich recht guten ersten Eindruck, war zugewandt und begrüßte uns freundlich. Nachdem wir uns vorgestellt hatten – ich hatte währenddessen bereits ganz automatisch seinen Puls getastet –, fragte ich ihn: »Warum haben Sie den Rettungsdienst gerufen?« Er antwortete: »Weil ich starke Schmerzen in der linken Brustseite, direkt neben dem Brustbein, habe.«

»Seit wann haben Sie diese Schmerzen?«

»Seit circa einer Viertelstunde.«

»Strahlen die Schmerzen irgendwohin aus, zum Beispiel in den linken Arm oder in den Hals?«

»Nein, ich spüre sie nur hier neben dem Brustbein.«

»Wie ist denn das passiert, haben Sie ruhig gesessen oder haben Sie irgendetwas getan?«

»Ja, ich wollte eine Kiste hochheben, habe mich gebückt, und als ich sie dann hochhob, kam dieser plötzliche Schmerz.«

Während dieses kurzen informativen Gespräches bestimmten die Rettungsassistenten mittels Pulsoxymeters die Herzfrequenz und die Sauerstoffsättigung als vollkommen normal und unauffällig.

Nun drückte ich mit dem Zeigefinger auf die Ansatzpunkte der linken Rippen an den linken Brustbeinrand.

»Au, au! Das tut doch weh!«, rief der Patient. »Sind das die Schmerzen, die Sie haben?«, fragte ich. »Ja.«

Ich drückte jetzt an verschiedenen anderen Rippen-Brustbein-Ansatzpunkten. Die weiter oben und auch weiter unten liegenden waren schmerzfrei. Auch die entsprechende Untersuchung auf der rechten Seite war unauffällig. Ich wiederholte das Ganze noch einmal mit demselben Ergebnis. Zwischenzeitlich war auch der Blutdruck als im Normbereich liegend gemessen worden.

»Haben Sie ein Engegefühl in der Brust?«

»Nein.«

»Haben Sie außer den Schmerzen am linken Brustbeinrand noch irgendwelche Unpässlichkeiten, Übelkeit oder Sonstiges? Fühlen Sie sich matt?«

»Nein, sonst ist alles in Ordnung.«

»Sie haben wahrscheinlich ein sogenanntes Tietze-Syndrom. Das bedeutet, die Nervenendigungen der Rippen der linken Brustkorbseite, am Gelenk zum Brustbein, sind gereizt. Das kann sehr schmerzhaft sein.«

Das sogenannte Tietze-Syndrom ist eine gar nicht so seltene Reizung der Rippenknorpel am Ansatz des Brustbeins, die mit Schmerzen und Schwellung im Bereich des ventralen Brustkorbes einhergeht. Es findet sich häufig beim Heben schwerer Gegenstände, bei Schreibmaschinen- oder Computerarbeiten und zwar nach Beendung der Arbeiten. Die Schmerzen können dabei so intensiv werden, dass man meint, einen Herzinfarkt zu erleiden, außerdem kann Atemnot auftreten, weil sich der Patient oder die Patientin wegen der Schmerzen nicht mehr richtig zu atmen traut. Das Tietze-Syndrom ist differenzialdiagnostisch von den echten Angina-pectoris-Beschwerden abzugrenzen. Bei Druck auf die entsprechende Stelle am rechten oder linken Brustbeinrand kommt es zu einer deutlichen Zunahme des Schmerzes, aber es findet sich keine Ausstrahlung.

Ein Tietze-Syndrom soll so lange als Infarkt angesehen werden, bis das Gegenteil bewiesen ist, ich ordnete also an: »Okay, 12-Kanal-EKG und Infusion, grüne Braunüle.« Während ich die Infusion mittels der Verweilkanüle am rechten Arm anlegte, wurde von den Mitarbeitern das EKG angelegt und ein Streifen mit allen zwölf Ableitungen aufgezeichnet. Die Auswertung erbrachte einen makellosen, unauffälligen Befund. Es war das EKG eines vollkommen herzgesunden Patienten.

»Ich verabreiche Ihnen jetzt ein Schmerzmittel, dann bringen wir Sie in den Rettungswagen und fahren Sie in die Klinik, da auch bei Diagnose des Tietze-Syndroms zur Sicherheit weitere Untersuchungen durchgeführt werden sollten, um einen Herzinfarkt sicher auszuschließen.« Der Patient war sofort einverstanden. Ich spritzte ihm eine halbe Ampulle eines Opiates, dann warteten wir ein wenig. »Jetzt werden die Schmerzen deutlich besser«, teilte uns der Patient schon nach kurzer Zeit mit. Wir legten ihn auf unsere Trage und rollten ihn in den Rettungswagen.

Beim Herrichten und Anschließen der Überwachungseinheiten rief er plötzlich: »Jetzt kommen die Schmerzen wieder, aber sie sind jetzt völlig anders als vorhin, viel stärker, und sie gehen auch auf die rechte Brustkorbseite und jetzt auch in den linken Arm, au, tut das weh!«

Der Patient war deutlich blasser geworden. Seine Worte kamen etwas gepresst hervor. Schweißperlen bildeten sich auf seiner Stirn. Ein Blick auf den EKG-Monitor zeigte mir, dass in der Überwachungsableitung eine deutliche Veränderung eingetreten war. Sofort ließ ich die restlichen sechs Ableitungen erneut ausdrucken, und was für eine Überraschung: Innerhalb von knapp 15 Minuten hatte sich das EKG vollkommen verändert und zeigte jetzt einen ganz frischen Vorderwandinfarkt. Die Herzfrequenz war zudem von normalen Werten, um die 70 Schläge pro Minute, auf mehr als 100 Schläge pro Minute angestiegen.

»Zwei Hub Nitro«, ließ ich als Erstes unter die Zunge sprayen – keine Besserung der Schmerzen.

»Morphin nochmals 10 Milligramm, Aspirin 500 Milligramm, Heparin 5000 IE, Clopidogrel 600 Milligramm, Betablocker 5,0 Milligramm aufziehen«, ordnete ich jetzt an. Es handelte sich dabei um die Standardmedikation bei einem frischen Infarkt, die natürlich je nach Gegebenheiten und der häuslichen Medikation entsprechend variiert werden muss. In diesem Fall bestand aber keine diesbezügliche Dauermedikation vonseiten des Hausarztes.

Für das Clopidogrel, das wir nur als Tabletten an Bord haben, erbat ich von der Ehefrau noch schnell ein Glas Wasser, dann ließ ich den Patienten, der noch wach und ansprechbar war, als Erstes die Tabletten zu sich nehmen. Dann erhielt ich die einzelnen Medikamente fertig aufgezogen in der Spritze gereicht, und nach Kontrolle der dazugehörigen Ampullen injizierte ich sie durch die liegende Verweilkanüle. Dies ist mit Abweichungen immer der gleiche Vorgang, die Standards haben sich bewährt und sollen eingehalten werden. Den Betablocker – er gehört noch nicht zu diesen Standards (wird es aber sicher bald tun) – verabreichte ich allerdings nur in kleinen Einzelportionen, um die Herzfrequenz nicht zu stark abzusenken. Die laufende Beobachtung des Monitors zeigte keine Änderung in der Kurvenschreibung.

Nun ließ ich über die Leitstelle mit der Information »Knapp 70-jähriger Patient, ganz frischer STEMI im Vorderwandbereich, kreislaufstabil, nicht intubiert, nicht beatmet« ein Bett in einer Klinik mit der Möglichkeit zur sogenannten koronaren Intervention, also der sofortigen Darstellung der Herzkranzgefäße mittels Herzkatheter, spezieller röntgenologischer Technik und Angioplastie, besorgen. Während wir auf die Adresse der Zielklinik warteten, erhielt der Patient von mir weiterhin vorsichtig in einzelnen Milligrammdosen den Beta-Blocker, die die Herzfrequenz senken und folglich den notwendigen Sauerstoffverbrauch des Herzmuskels vermindern sollten.

Als uns schließlich die aufnehmende Klinik durchgegeben wurde, machten wir uns mit Sonder- und Wegerechten dorthin auf den Weg. Während des Transportes kam es zum Auftreten vereinzelter Kammerextraschläge, aber ohne sonstige als gefährlich einzustufende Herzrhythmusstörungen. Wie uns angewiesen worden war, brachten wir nach Ankunft den Patienten unmittelbar in den Katheterraum, wo schon das gesamte Team bereitstand und auf uns wartete. Es erfolgte eine kurze, aber vollständige Übergabe aller Informationen einschließlich der EKG-Streifen an die Kollegen, dann verabschiedeten wir uns, unsere Arbeit war getan.

Wie wir später erfuhren, wurde der Patient anschließend ohne weitere Diagnostik unmittelbar koronarangiografiert. Es wurde ein fast vollkommener Verschluss einer Kranzarterie, die für die Versorgung der Vorderwand des Herzens zuständig ist, festgestellt. Nach Ballonaufdehnung des Gefäßes wurde an dieser Stelle ein Stent eingelegt.

Aufgrund der Länge des Verschlusses hatte akute Lebensgefahr bestanden. Wahrscheinlich hatte ihm nur unsere unmittelbare Anwesenheit beim Eintritt des Infarktes das Leben gerettet: Vom Beginn der zweiten Schmerzsituation, dem Infarktschmerz, bis zur Wiedereröffnung des verschlossenen Herzkranzgefäßes waren deutlich weniger als 90 Minuten vergangen – ein praktisch idealer Wert.

*

Natürlich läuft es nicht immer so ideal und reibungslos, ich musste auch Niederlagen einstecken. So zum Beispiel bei einem Mann Mitte 60, zu dem wir an einem frühen Vormittag ebenfalls wegen Brustschmerzen gerufen wurden.

Nach einer Alarmfahrt von mehr als zehn Minuten trafen wir in einem etwas abgelegenen Gehöft ein. An der Tür empfingen uns aufgeregte Angehörige, die uns, während wir in das angegebene Zimmer eilten, mitteilten, dass es dem Vater ganz schlecht gehe und er schon seit Mitternacht Schmerzen in der linken Brustseite habe.

Im Zimmer fanden wir einen Mann im schlechtesten Zustand auf der Couch liegend vor. Sein Gesicht war bleich, die Nase spitz, Lippen, Fingerspitzen und Ohrläppchen zeigten eine deutliche Blauverfärbung, es waren kaum Atembewegungen auszumachen. Der Puls war nicht zu tasten – praktisch ein Zustand der Agonie.

»Los, Reanimation«, sagte ich nur, bei diesem Stichwort wussten meine Mitarbeiter natürlich, was zu tun war. Blitzschnell legten wir den nicht schweren Mann auf den Fußboden, ein Assistent begann mit der Herzdruckmassage und ich begann mit Atemmaske und

Atembeutel die Beatmung. Zwischenzeitlich richtete der zweite Helfer eine Infusion mit zugehöriger Venenverweilkanüle, reichte sie mir, und während er die Beatmung übernahm, konnte ich die Kanüle problemlos in den Unterarm des Patienten platzieren. Dann übernahm ich wieder die Beatmung und er legte das EKG an. Bereits in den Überwachungsableitungen fanden sich Zeichen eines massiven Hinterwandinfarktes mit ausgeprägten Rhythmusstörungen. Dazwischen fanden sich zwar immer wieder längere Pausen, insgesamt war die Herzminutenleistung massiv herabgesetzt, was sich in einer Schocksymptomatik äußerte.

»Intubation, Supra«, wollte ich haben. Nachdem ich schnell und unkompliziert intubiert hatte – eine vorbereitende Medikation war bei dem Patienten nicht notwendig gewesen – und wir den Patienten an die automatische Beatmung angeschlossen hatten, verabreichte ich alle notwendigen weiteren Medikamente, um den Zustand des Patienten zu konsolidieren – seinen Blutdruck anzuheben, die Herzfrequenz zu steigern und zu stabilisieren. Währenddessen lief die Herzdruckmassage kontinuierlich weiter. Zwischendurch kontrollierten wir immer wieder die eigene Herzfrequenz des Patienten: Die Pausen der Eigenfrequenz auf dem EKG-Monitor wurden trotz aller Bemühungen immer länger und ausgeprägter.

»Schrittmacher!«, forderte ich also an. Jedes EKG-Gerät der Rettungswagen verfügt über einen externen Schrittmacher. Mittels zweier großflächiger Elektroden, die an bestimmten Stellen der Brust aufgeklebt werden können, wird ein Stromstoß mit entsprechender Frequenz und entsprechender Stärke so durch den Brustraum geführt, dass der Herzmuskel von diesem durchströmt wird. Diese bewirken ein plötzliches Zusammenziehen der Herzmuskulatur und es kommt zu einer entsprechenden Auswurfmenge an Blut aus dem Herzen.

Sekunden später waren also die Elektroden aufgeklebt, und der Schrittmacher begann zu arbeiten. Wir konnten die Impulse gut beobachten, aber der Herzmuskel antwortete nicht mehr auf die elektrischen Reize. Es war bereits eine sogenannte elektromechanische Entkoppelung eingetreten. Das Herz stand einfach still, es gab kein Kammerflimmern oder sonstige Aktionen, nichts, gar nichts mehr. Zwar versuchten wir, durch erneute Herzdruckmassage und mehrmalige Verabreichung von Supra sowie von Aspirin und Heparin eine Änderung des Zustandes hervorzurufen, aber leider ohne jeglichen Erfolg.

»Notfalllyse, Tenecteplase, 50 Milligramm!«, rief ich in den Raum. Durch Gabe dieses Medikamentes wollte ich erreichen, dass sich der Thrombus im Herzkranzgefäß wieder auflöste oder sich zumindest so zurückbildete, dass eine, wenn auch nur kleine Öffnung entstand, durch die wiederum so viel Blut fließen konnte, dass der Herzmuskel wenigstens etwas mit Sauerstoff versorgt war. Wenig später reichte man mir die aufgezogene Spritze, und nach obligatorischer Kontrolle spritzte ich innerhalb weniger Sekunden die gesamte Menge. Unter weiterer Herzdruckmassage – den Schrittmacher hatten wir zwischenzeitlich abgeschaltet –, bei der wir uns immer wieder ablösten, und unter wiederholten Gaben von Supra führten wir diese Reanimationsmaßnahmen fort, um dem Lysemedikament genügend Zeit zum Wirken zu geben. Aber nichts tat sich, weiterhin absolute Nulllinie auf dem Monitor.

Nach einer Stunde stellten wir schweren Herzens die Wiederbelebungsversuche ein und mussten den Angehörigen das Ableben mitteilen.

Dieser Fall war das genaue Gegenteil des oben geschilderten Falles. Der Patient hatte bereits um Mitternacht plötzliche Schmerzen in der linken Brustseite bekommen, hatte geschwitzt und sich sehr schlecht gefühlt. Die Ehefrau hatte den Hausarzt anrufen wollen, was ihr Mann aber strikt verboten hatte. Während der restlichen Nacht hatte er sich nur im Bett herumgewälzt und gestöhnt. Morgens war er dann aufgestanden, seine Frau hatte ihm einen Kaffee gemacht und er hatte sich auf das Sofa im Wohnzimmer gesetzt.

Es ging ihm aber zunehmend schlechter, sodass sich seine Angehörigen schließlich ein Herz fassten und beim Hausarzt anriefen, der seinerseits sofort die Rettungsleitstelle und damit uns verständigte. Die Schädigung am Herzen war aber einfach zu groß gewesen. Dazu kam die große Zeitspanne bis zu unserer Verständigung.

*

Natürlich kann ich nicht sicher sagen, ob die Angelegenheit bei unmittelbarem Eingreifen noch in der Nacht nicht auch fatal ausgegangen wäre, aber die Chancen für einen positiven Ausgang wären sicher deutlich höher gewesen. Das Zeitintervall vom Beginn der Symptome, also den ersten Schmerzen, bis zum Beginn effektiver Maßnahmen, der Wiedereröffnung des Herzkranzgefäßes im Herzkatheterlabor, sollte bei einem Herzinfarkt nach Möglichkeit nicht mehr als 90 Minuten betragen.

Leider gibt es immer noch viele Infarktpatienten, die wir im Notarztdienst trotz aller medizinischen Kunst nicht mehr lebend in die Klinik bekommen. Wenn auch die Zahl dieser Fälle in den letzten Jahren deutlich abgenommen hat: Jeder Patient, den wir im Rettungsdienst verlieren, ist ein Patient zu viel.

Nach einer Studie des Deutschen Forschungszentrums für Gesundheit und Umwelt, veröffentlicht im Deutschen Ärzteblatt, fühlen sich viele Patienten bei plötzlich auftretenden Brustschmerzen nicht krank genug, um den Notarzt zu rufen, sie schätzen die Symptome als nicht so schwerwiegend ein, wollen erst den Rat des Hausarztes einholen, hoffen, dass sich die Symptome wieder bessern, oder empfinden es als unangenehm oder gar peinlich, medizinische Hilfe in Anspruch zu nehmen. All diesen Bedenken muss energisch widersprochen werden: Der Rettungsdienst kommt lieber zehnmal umsonst, als dass er einmal nicht oder zu spät gerufen wird. In allen Fällen, in denen der Brustschmerz länger als 10 bis 15 Minuten andauert oder wo schon frühzeitig oben beschriebene zusätzliche Symptome auftreten, sollten also unverzüglich Rettungsdienst und Notarzt alarmiert werden!

11.

TOD OHNE ZEUGEN

Sonntag, 10:42 Uhr, Alarm. Das Funkmeldesystem meldete eine bewusstlose Person. Wenige Minuten später traf ich zusammen mit dem Rettungsassistenten an der angegebenen Adresse ein und wir liefen gemeinsam die Treppe hoch, wo uns an der Wohnungstür bereits eine sehr aufgeregte junge Frau erwartete: »Schnell, schnell, ich glaube, sie ist schon tot.«

Wir folgten ihr ins Wohnzimmer und fanden dort eine etwa 70-jährige Frau vor, die nach hinten in die Lehne gesunken auf einer Schlafcouch saß. Keine Reaktion auf Zuruf. Blässlich-weiße Hautfarbe, der Mund halb geöffnet, die Arme abgewinkelt. Ich kontrollierte schnell die Pupillen – sie waren erweitert und entrundet, es fanden sich keine Lichtreaktionen. Der Puls war nicht zu tasten, eine deutliche Steifigkeit der großen Gelenke lag vor, die Haut fühlte sich kühl an.

Bereits zu diesem Zeitpunkt war klar, dass die Patientin verstorben war, und zwar schon länger. Das angelegte EKG wies eine absolute Nulllinie ohne irgendwelche elektrischen Aktionen auf. Die periphere Sauerstoffsättigung an der Fingerkuppe zeigte 0 Prozent an. Bei den folgenden kurzen Untersuchungen fanden sich dann auch deutliche Leichenflecken an den abhängigen Körperpartien. Keine Frage, der Tod war schon vor einigen Stunden eingetreten. Natürlich wurden keine Reanimationsmaßnahmen mehr durchgeführt. Wir brachten der jungen Frau, die sich als Tochter der Verstorbenen herausstellte, die Bestätigung des Todes ihrer Mutter so schonend wie möglich bei. Sie erzählte uns, dass sie noch am Abend zuvor bei ihrer Mutter gewesen war und alles zu ihrer Zufriedenheit vorgefunden hatte. Als sie am Morgen wieder nach der Mutter sehen wollte, sie hatte einen Schlüssel zu der kleinen Zweizimmerwohnung, fand sie sie im leblosen Zustand vor und forderte übers Handy unmittelbar Hilfe bei der Rettungsleitstelle an.

»Ihr Frau Mutter lebte hier alleine?«, erkundigte ich mich. »Ja, wir haben sie hier untergebracht, sie hat sich noch selbstständig versorgt und ich habe nur jeden Tag ein- oder zweimal nach ihr gesehen.«

Es handelte sich also um einen Tod ohne Zeugen. Ich wies die Tochter folglich darauf hin, dass wir die Polizei verständigen mussten.

»Ja, muss das denn sein?«, fragte sie ungläubig und ich antwortete ihr: »Es ist unsere Pflicht, bei Todesfällen, bei denen niemand anwesend ist, die Polizei zu verständigen.« Ich erklärte ihr, dass ihre Mutter ohne Zeugen verstorben war und ich entsprechend auf meine Todesfeststellung schreiben musste »Nicht geklärt, ob natürlicher oder nicht natürlicher Tod.« Es konnte ja sein, dass irgendjemand in die Wohnung eingedrungen war und ihrer Mutter etwas angetan hatte, was abzuklären nun Aufgabe der Polizei war. Ich versicherte ihr weiterhin, dass das Hinzuziehen der Polizei auf keinen Fall irgendein Misstrauen gegen sie persönlich bedeutete. Nach wenigen Augenblicken willigte die Tochter ein, die Polizei zu verständigen.

Als die Beamten eintrafen, klärten die Rettungsassistenten und ich sie über die Situation auf, auch über meine Vermutungsdiagnose hinsichtlich der Todesursache, wobei ich konstatierte, dass ich bei der groben Untersuchung keinen Anhalt für eine Gewaltanwendung gefunden hatte. Alles Weitere war jetzt Angelegenheit der Polizei und wir verabschiedeten uns.

*

Samstagnachmittag, 15 Uhr. Der Piepser tönte impertinent. Ich ließ alles stehen und liegen und begab mich so schnell wie möglich in das Notfalleinsatzfahrzeug. Über das Funkmeldesystem hieß es, dass im Dorf A., in der B.-Straße, eine bewusstlose Person im Garten liege. Ein Rettungswagen komme aus D., da der eigene Rettungswagen unterwegs sei. Klarer Fall einer Rendezvous-Fahrt. Auf der schnellsten Route war die Straße wegen Erneuerungsarbeiten gesperrt. Ich musste also eine Umleitung nehmen, sodass ich trotz allen Tempos erst nach circa 14 Minuten am Notfallort eintraf.

Dort fand ich einen Mann in mittleren Jahren auf dem Rasen liegend vor. Die danebenstehende Ehefrau war naturgemäß sehr aufgeregt und konnte mir zunächst keine hinweisenden Auskünfte geben. Bei der Kurzuntersuchung des Patienten fielen mir weite, nicht auf Licht reagierende Pupillen auf, sie waren entrundet. Schneller Griff zum Handgelenk, es war kein Puls zu tasten. Dasselbe galt für die Halsschlagader. Keinerlei Atmung feststellbar. Mit dem Stethoskop waren keine Herztöne vernehmbar und auch kein Atemgeräusch auskultierbar. Die Sauerstoffsättigung war im Pulsoxymeter ebenfalls nicht messbar, da ja kein Puls vorhanden war. Mir fiel etwas Blut auf dem Rasen auf und ich tastete schnell den Schädel ab, ob ich irgendwo eine tiefere Einbuchtung oder Ähnliches bemerken würde, ich fand aber nur eine kleine Platzwunde am Hinterkopf. Für mich stand fest, dass der irreversible Tod eingetreten war, und zwar schon seit längerer Zeit. Nun erfolgte die Anlage der EKG-Elektroden, auch hier absolute Nulllinie, keinerlei elektrische Aktivitäten feststellbar.

Während all dieser Maßnahmen befragte ich weiter die Ehefrau, die nun etwas ruhiger war und mir berichtete, dass sie ihren Mann zuletzt oben auf der Treppe sitzen sehen habe, die außerhalb des Hauses in den Keller hinunterführte: »Da hat er oft gesessen und hat sich den Garten angesehen.«

Sie sei dann ins Dorf gefahren, um etwas zu besorgen. Als sie wieder zurückkam, fand sie ihren Mann leblos auf den Steinstufen der Kellertreppe liegend. Zusammen mit anderen Angehörigen, darunter auch die Söhne des Ehepaares, schleppte sie ihren Mann auf den Rasen und verständigte den Rettungsdienst. Erste-Hilfe-Maßnahmen wie Atemspende und Herzdruckmassage wurden weder von ihr noch von den Angehörigen in irgendeiner Form vorgenommen.

Natürlich unterblieben hier meinerseits jegliche Reanimationsmaßnahmen, da die Zeitspanne vom vermutlichen Eintritt des
Herz-Kreislauf-Stillstandes bis zu meinem Eintreffen viel zu lang
gewesen war. Auf meine Frage, wie lange sie in etwa von zu Hause
fort gewesen war, hatte sie nämlich erklärt, dass sie mindestens eineinhalb Stunden unterwegs gewesen sei. Wiederbelebungsversuche
jeder Art waren also von vorneherein zum Scheitern verurteilt,
selbst wenn man davon ausging, dass der Tod des Ehemannes erst
kurz vor ihrer Heimkehr eingetreten war.

Nach dieser Entscheidung gab ich über Funk der Rettungsleitstelle Bescheid, dass es sich um einen Tod ohne Zeugen handelte und
der Retter nicht mehr notfallmäßig anzufahren brauche beziehungsweise abdrehen konnte. Gleichzeitig bat ich den Disponenten, die
Polizei zu verständigen. Anschließend klärte ich die Angehörigen
über die Situation auf und erklärte ihnen, dass die Polizei vorbei-
kommen würde, um den Grund für den Tod abzuklären. Hier stieß
ich jedoch auf erheblichen Widerstand bei den Angehörigen.

Ich wies sie also darauf hin, dass niemand den Sturz beobachtet
hatte, da niemand zu Hause gewesen war. Es konnte ja sein, dass
jemand dem Ehemann einen Schubs gegeben hatte, er dadurch nach
hinten gefallen war und sich eine tödliche Hirnblutung oder Ana-
loges zugezogen hatte. Es konnte aber natürlich genauso gut sein,
dass er einen Herzinfarkt, einen Schlaganfall, eine Herzrhythmusstörung oder eine gleichartige Situation erlitten hatte und dadurch
nach hinten gefallen war.

Nachdem ich den Angehörigen so mehrfach die Notwendigkeit
einer Untersuchung der Todesumstände erklärt und sie darauf hingewiesen hatte, dass diese sich nicht gegen sie richtete, konnte ich
sie allmählich beruhigen, und sie waren schließlich mit der polizei-
lichen Untersuchung einverstanden – es blieb ihnen ja auch nichts
anderes übrig.

Ich bekomme in diesen Situationen immer wieder das Gleiche
zu hören: »Was sollen denn die Nachbarn denken, wenn bei uns

die Polizei vor der Tür steht!« und »Ja, glauben Sie etwa, wir haben
etwas damit zu tun?«

*

Beide Einsätze waren jeweils gekennzeichnet durch einen sogenannten Tod ohne Zeugen, das heißt, niemand war zum Zeitpunkt des Ablebens des Patienten anwesend. In den meisten derartigen Fällen kann es sich um einen natürlichen Tod handeln, ein
nicht natürlicher Tod wie Selbstmord, ein Fremdverschulden oder
gar eine strafbare Handlung zunächst aber nicht ausgeschlossen
werden.

Der Notarzt stellt lediglich eine Todesbescheinigung aus, es wird
keine Leichenschau im eigentlichen Sinne durchgeführt. In dieser
Todesbescheinigung wird neben den persönlichen Angaben –
soweit bekannt– nur der irreversible Tod des Patienten oder der
Patientin festgestellt und deutlich gemacht, ob man bei der groben
Untersuchung irgendwelche Auffälligkeiten – in den geschilderten
Fällen also »Tod ohne Zeugen« beziehungsweise »kleine Wunde
am Hinterkopf« – festgestellt hat. In solchen Situationen sind der
Notarzt und sein Rettungsteam verpflichtet, die Polizei zu verständigen. Das weitere Vorgehen obliegt dann der Entscheidung
der Beamten, die je nach vorgefundener Situation gegebenenfalls
weitere Befragungen und Untersuchungen am Ort des Geschehens
aufnehmen. Wie sieht das gesamte Umfeld aus? Was ergibt sich aus
den Äußerungen von Angehörigen, Nachbarn und so weiter?

Im ersten Fall zum Beispiel könnte eine Untersuchung wie folgt
aussehen: Findet man Medikamentenreste, die für das Vorliegen
einer schwerwiegenden Erkrankung sprechen? Die Polizei wird sich
mit dem Hausarzt in Verbindung setzen. Reste von verschiedenen
Schlafmitteln, eventuell noch Alkoholika in nicht vollständig aus-
getrunkenen Gläsern? Eventuell ein Indiz für einen Selbstmord.

Auch im zweiten ist es die Aufgabe der Polizei, die Ursache des Todes, notfalls mithilfe der Gerichtsmedizin, festzustellen. War jemand Fremdes im Garten? Stimmen die Angaben der Ehefrau? Wann kamen die sonstigen Angehörigen? Ist ein Sturz mit daraus folgender Verletzung nachvollziehbar? Natürlich werden in Zweifelsfällen kriminaltechnische Untersuchungen und auch gerichtsmedizinische Obduktionen veranlasst, um die genauen Umstände des Todes feststellen zu lassen.

Alle derartigen Fragen und Nachforschungen sind nicht Aufgabe des Notarztes.

12.

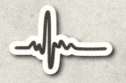

VOM HIMMEL HOCH – LUFTRETTUNG

Bis zum Ende der Sechzigerjahre wurde in der Öffentlichkeit die Luftrettung häufig als vollkommen entbehrlich, viel zu teuer und als absolut übertrieben angesehen. Zu dieser Zeit gab es nicht einmal einen flächendeckenden bodengebundenen Rettungs- dienst, er entwickelte sich gerade erst. Mit zunehmender Massen- motorisierung stieg im Laufe der Jahre auch die Zahl der Verkehrs- toten deutlich an und erreichte 1968 die Rekordzahl von fast 20.000 pro Jahr. Diese immense Zahl hat zu einem Umdenken geführt. Es wird seit etwa dieser Zeit auch der Hubschrauber in zunehmendem Maße als schnelles und effektives Rettungsmittel eingesetzt.

Auch ich habe natürlich einen Hubschraubereinsatz mitgeflogen, allerdings blieb es dann auch bei diesem einen. Warum das so war, werden Sie gleich erfahren:

Zu Beginn der Siebzigerjahre bewarb ich mich bei einer be- kannten Hilfsorganisation als Notarzt für deren Hubschrauber- dienst und wurde auch sofort angenommen, gemeinsam mit einem mir bekannten Sanitäter derselben Organisation. Wie bereits an- gedeutet, waren Hubschraubereinsätze damals noch ziemlich selten und außergewöhnlich. Den ersten Dienst sollten wir unmittelbar am darauffolgenden Wochenende leisten. Da die Helikopter bereits ab Sonnenaufgang einsetzbar waren, meldeten wir uns am frühen Morgen zum vereinbarten Zeitpunkt bei der für den Rettungshub- schrauber zuständigen Stelle der Bundeswehr am benachbarten Bundeswehrstandort und wurden sogleich zur bereitstehenden Maschine geführt.

Nachdem wir uns mit der Besatzung bekannt gemacht hatten, erhielten wir eine kurze Einweisung in den sogenannten SAR-Hub- schrauber – SAR steht für »Search and Rescue«. Es handelte sich um den Typ Bell UHD 1 mit den zu damaligen Zeiten neuesten medizinischen und technischen Ausstattungsmerkmalen, verein- zelt sogar mit Ausrüstungsgegenständen, von denen wir »Erd- männchen« des bodengebundenen Rettungsdienstes nur träumen konnten.

Anschließend verbrachten wir die Zeit mit Warten, Diskutieren und Erzählen. Endlich, am Nachmittag, wurden wir zu einem Unfall auf der nahegelegenen Autobahn gerufen. Wir eilten zur Maschine, die Rotoren begannen sich zu drehen, und wir hoben nach wenigen Sekunden ab. Das war für mich ein ganz komisches Gefühl, wie mit einem Fahrstuhl senkrecht aufzusteigen. Auch das Kurvenfliegen ließ mich eine ganz gewisse Empfindung in der Magengegend verspüren. Nach etwa achtminütigem Flug wurde uns über Funk mitgeteilt, dass wir nicht mehr gebraucht würden und zurückfliegen könnten. Der Pilot machte also eine scharfe Linkskehre und wir begaben uns auf den Heimflug.

Als wir uns gerade über einer kleinen Stadt befanden, informierte uns der Flieger über Bordfunk: »Dort unten wohne ich …«, und im selben Augenblick sackte die Maschine plötzlich nach unten, ob durch ein Luftloch bedingt oder absichtlich herbeigeführt, habe ich nie erfahren. Mein Kamerad vom Bayerischen Roten Kreuz und ich schwebten einen Augenblick in den Gurten, bis wir, aschfahl im Gesicht und mit kleinen Schweißperlen auf der Stirn, wieder in unsere Sitze zurückgedrückt wurden. Wir sprachen kein Wort mehr, sicherlich waren wir immer noch leichenblass und hatten einen deutlich erhöhten Puls.

Nach dem Aufsetzen an unserem Landeplatz stiegen wir beide mit zitternden Knien aus der Maschine und trafen auf den grinsenden Piloten und Kopiloten. »Was war denn los, als wir da plötzlich abgesackt sind?«, fragte ich, erhielt aber als Antwort nur ein breites Feixen und ein Achselzucken. Keine Erklärung, keine Andeutung, nichts. Der BRK-Mitarbeiter und ich beendeten daraufhin unmittelbar den Dienst auf dem Hubschrauber und wiesen die Piloten an, die Maschine für den Rest des Tages abzumelden. Die beiden schauten uns ungläubig an, doch wir drehten uns um und gingen.

Heute bin ich sicher, dass das Durchsacken absichtlich herbeigeführt wurde, um uns einen Schrecken einzujagen und den »Erdmännchen« einmal zu zeigen, was eine Harke ist. Es ist nämlich so, dass in den Anfangsjahren der Luftrettung mit Hubschraubern eine gewisse Rivalität zwischen den Kollegen des bodengebundenen Rettungsdienstes und denen der Luftrettung bestand.

Aus vielen eigenen Übergaben und aus Berichten von Kollegen weiß ich, dass sich die »Damen und Herren Ärzte und Ärztinnen« vom Hubschrauber manchmal schon als etwas Besonderes vorkamen und meinten, wenn sie von hoch oben her einschwebten, unterstehe alles nur ihrem Kommando. Allerdings muss ich dazu auch anmerken, dass es sich bei den Hubschrauberärzten schon zur damaligen Zeit meist um besonders gut ausgebildete Kollegen handelte, oft Anästhesisten und Intensivmediziner von großen Kliniken, die besondere Erfahrungen in der Behandlung von Notfallpatienten aller Art hatten – hier ist insbesondere das Atem- und Kreislaufmanagement zu erwähnen – und schon deshalb eine gewisse Hybris an den Tag legten.

Ich selbst habe es erlebt, dass ein Kollege vom Hubschrauber nach der Landung zusammen mit seinem begleitenden Rettungsassistenten zu uns in den Rettungswagen stürmte, sich, ohne sich überhaupt vorzustellen, kurz umsah, und uns unvermittelt anherrschte: »Weg da, das mache ich, ihr habt ja keine Ahnung, ihr könnt das nicht!«, woraufhin er versuchte, mich und meine Rettungsdienstmitarbeiter vom bereits intubierten und voll versorgten Patienten zurückzudrängen.

Sein begleitender Rettungsassistent war ganz offensichtlich konsterniert und stand wie versteinert da. Ich war ebenso baff: So etwas hatte ich noch nie erlebt, fast blieb mir die Stimme weg.

»Herr Kollege, verlassen Sie sofort den Retter, Sie haben hier nichts mehr verloren!«, sagte ich entrüstet. Er wurde erst rot, dann blass und dann wieder rot. »Gehen Sie, sofort!«, wiederholte ich.

Er wandte sich der Tür zu. Anscheinend wurde ihm erst jetzt sein Verhalten uns gegenüber klar, er drehte sich zu uns um und sagte mehr oder weniger schuldbewusst: »Bitte entschuldigen Sie vielmals die harten Worte und mein Verhalten! Ich habe auf die

Schnelle nicht erkannt, dass Sie den Patienten bereits voll versorgt hatten. Ich erlebe das so oft anders, und da ist dann manchmal ganz schnelles Eingreifen erforderlich.« Ich konnte es mir nicht verkneifen, ihm zu antworten: »Erst vorstellen, dann fragen und die Angaben des Notarztes abwarten! Anschließend, wenn es Ihrer Meinung nach notwendig sein sollte, kann man die Situation gemeinsam besprechen und auch gemeinsam handeln.«

Solche unschönen Rivalitäten haben zum Glück im Lauf der Jahre nachgelassen, es besteht heutzutage – zumindest meiner Erfahrung nach – meist ein sehr gutes und sehr kollegiales Miteinander, zum Wohle des Patienten.

13.

ÜBERGABEN:
WORAUF ES ANKOMMT

Die reibungslose und schnelle Übergabe des Patienten mit allen notwendigen Informationen vom Notarzt oder auch vom Rettungsdienst an den Dienstarzt eines Krankenhauses oder einer Klinik ist unabdinglich für das Funktionieren einer Rettungskette. Die Rettungskette ist das A und O der Versorgung von Notfallpatienten jeder Art. Sie beginnt beim Erkennen des Notzustandes, es folgen erste Hilfsmaßnahmen, meist durch Laien, die Verständigung des Rettungsdienstes beziehungsweise das Absetzen des Notrufes mit allen notwendigen Angaben, das Einsetzen der entsprechenden Rettungsmittel durch die Rettungsleitstelle, die Übernahme und Versorgung des Patienten durch den Rettungsdienst gemeinsam mit einem Notarzt, das anschließende Verbringen in eine geeignete Klinik und dort schließlich die Übergabe an den Dienstarzt sowie die endgültige Versorgung.

Diese einzelnen Stationen der Rettungskette sollten idealerweise wie die Zahnräder eines Uhrwerkes ineinandergreifen. Meistens klappt das auch ohne große Schwierigkeiten, aber eben leider noch nicht immer. Ein Knackpunkt dabei ist die Übergabe des Patienten im Krankenhaus. »Was bringt ihr denn da schon wieder?«, wird man vereinzelt mehr oder minder vorwurfsvoll empfangen. Ich habe gelegentlich wirklich den Eindruck, dass ich als Notarzt, aber auch der Patient, nicht unbedingt willkommen sind.

Es ist auch vorgekommen, dass zum Beispiel ausländische Kollegen, die der deutschen Sprache nur zum Teil mächtig waren, bei der Übergabe des Patienten mit den Angaben des Notarztes nichts oder nur sehr wenig anzufangen wussten. Neben dem immer auszufüllenden Notarztprotokoll, das alle relevanten Daten enthält (enthalten sollte, denn auch hier gibt es mitunter Defizite) – Arbeitsdiagnose des Notarztes, Auskunft über Bewusstseinszustand, Atmung, Kreislauf und Blutdruck, EKG-Befunde, Infusionen, Medikamente, und so weiter –, wird ja jeder Patient auch noch persönlich mit den entsprechenden Hinweisen und Anhaltspunkten für das weitere Prozedere an den Dienstarzt übergeben. Manche junge Klinikkollegen tun sich allerdings hierbei etwas schwer und wissen mit den Angaben des Notarztes nur wenig anzufangen.

Besonders in kleineren Häusern sind in der Notaufnahme zum Teil noch unerfahrene junge Kollegen tätig, die manchmal mit der Situation etwas überfordert scheinen. Selbstverständlich steht man in solchen Fällen mit Rat und Tat zur Seite, bis vonseiten des Krankenhauses die notwendige Unterstützung eintrifft.

Natürlich ist dieser Zustand nicht die Regel. Bereits vor Jahren ist ein hervorragend organisiertes sogenanntes Schockraummanagement etabliert worden, das bewirkt, dass bei der Übergabe bereits alle entsprechenden Fachkräfte bereitstehen. Die Zahl der Krankenhäuser mit einem solchen Schockraum- beziehungsweise Aufnahmemanagement hat sich dabei in den letzten Jahren signifikant erhöht und es findet sich heute im Allgemeinen, auch an kleineren Häusern, eine wesentlich bessere Organisation der Notaufnahmen.

Als Aufnahmeärzte fungieren jetzt meist erfahrene Assistenzärzte, Fachärzte oder gar Oberärzte, der Ablauf ist genau organisiert und geordnet, ausreichend Personal und besondere Geräte stehen unmittelbar zur Verfügung. Selbstverständlich ist eine derartige Organisation nicht immer leicht durchzuführen, und hier tun sich größere Kliniken mit ihren größeren Personalressourcen und mehr Fachkräften wesentlich leichter als kleinere Häuser der Grund- oder Regelversorgung.

Eine Grundvoraussetzung für ein funktionierendes Schockraummanagement ist die Voranmeldung der Übergabe durch den Notarzt oder die Rettungsleitstelle. Dabei kündigt man die Ankunft des Patienten sowie die Art dessen Erkrankung oder Verletzungen an. Man sollte erklären, in welchem Zustand sich der Patient befindet, wie alt er ist, ob männlich, weiblich, erwachsen oder Kind, welche besonderen Maßnahmen man als Notarzt schon ergriffen hat, was vonseiten des Krankenhauses für den Patienten vorbereitet werden sollte (zum Beispiel Verständigung des Anästhesisten) und wann man in etwa eintrifft.

Alle diese Informationen gehen an das Krankenhaus beziehungsweise an den Aufnahmearzt, um später eine reibungslose Übergabe zu gewährleisten und eine kontinuierliche Versorgung des Patienten zu garantieren. Es liegt jedoch in der Natur der Dinge, dass die einen oder anderen dieser genannten Daten und Hinweise auf dem Wege der Mitteilung über Funk vom Rettungswagen an die Leitstelle, von dort über Direktleitung zur Krankenhausvermittlung und dann weiter zum Dienstarzt verloren gehen oder sich ändern, was zu entsprechenden Unterbrechungen, Verzögerungen oder auch Falschinformationen führen kann. Wie oft habe ich es erlebt, dass man im Krankenhaus den Dienstarzt erst erneut verständigen musste, weil dieser erklärte, er wisse von nichts und sei nicht informiert worden.

Hier hat es sich sehr bewährt, dass in jedem unserer Notarzteinsatzfahrzeuge ein gesponsertes Prepaidhandy vorhanden ist, in dem die Nummern der Krankenhäuser beziehungsweise die der Dienstärzte der jeweiligen Fachabteilungen eingespeichert sind und man mittels Kurzwahl den entsprechenden Ansprechpartner unmittelbar erreichen kann, sodass eine persönliche Kommunikation von Arzt zu Arzt gewährleistet ist.

Im Rahmen des Schockraummanagements geben viele Krankenhäuser auch Merkblätter heraus, die darüber informieren, wann genau vom Notarzt oder Rettungsdienst das Schockraummanagement angerufen werden sollte. Dies ist zum Beispiel der Fall bei Kollisionen zwischen Fußgänger und Pkw beziehungsweise Lkw, offenen Brustkorbverletzungen, körperstammnahen Amputationen, Stürzen aus größerer Höhe oder auch Explosionsverletzungen. Bei Durchgabe des entsprechenden Stichwortes tritt vonseiten des anzufahrenden Krankenhauses unmittelbar das Schockraummanagement in Kraft, wodurch gewährleistet ist, dass bei Ankunft des Patienten alles für die Aufnahme bereit ist.

14.

BLAULICHTKOLLEGEN: GEMEINSAME EINSÄTZE MIT DER FEUERWEHR

Der Sommerabend war lau, angenehme Temperaturen, nicht zu warm und nicht zu kühl. Ich saß zusammen mit der Familie gemütlich auf der Terrasse. Wir plauderten, aßen ein paar Happen und waren zufrieden und entspannt. Ich hatte an diesem Tag schon ein paar Einsätze hinter mir, alles nichts Besonderes. Nach der Statistik der durchschnittlichen Einsatzzahlen müsste es jetzt eigentlich ruhig bleiben, dachte ich gerade, als ... der Piepser unverschämt laut und penetrant losging und ich zu einem schweren Verkehrsunfall ganz in der Nähe gerufen wurde.

Bei meinem Eintreffen am Unfallort fand ich einen jungen Mann vor, der mit seinem Pkw wegen überhöhter Geschwindigkeit ins Schleudern geraten und gegen einen Betonpfahl geprallt war. Er saß hinter dem Lenkrad seines massiv demolierten Wagens. Er war augenscheinlich schwer verletzt und schien zumindest mit den Füßen eingeklemmt zu sein.

»Hallo, können Sie mich verstehen? Ich bin der Notarzt. Haben Sie Schmerzen?«, sprach ich ihn an. »Ja, an beiden Beinen«, antwortete er mir zwar leise, aber gut verständlich. »Wie ist es mit der Luft?«, fragte ich, und er antwortete: »Gut.«

Während dieses kurzen Frage-und-Antwort-Spiels untersuchte ich ihn: Er hatte eine große, klaffende Kopfplatzwunde mit relativ starker Blutung an der Stirn, die Pupillen waren seitengleich, mittelweit und reagierten gut auf Lichteinfall, die Atmung war ausreichend, es lag kein Thoraxkompressionsschmerz (Schmerzen im Brustraum beim Zusammendrücken des Brustkorbes) vor, die Arme waren aktiv und passiv frei beweglich, eine Berührungsempfindlichkeit der Haut war vorhanden.

Am Unterschenkel links bohrte sich der Schienbeinknochen in mehreren Teilen durch den Stoff der Jeanshose, der Fuß schien zwischen den Pedalen eingeklemmt zu sein und war sicher nicht ohne Weiteres zu befreien. Der Oberschenkel schien recht stark geschwollen, wahrscheinlich lag ein Oberschenkelbruch vor. Auch der rechte Unterschenkel war offen gebrochen, auch hier ragte der Knochen durch das Hosenbein. Weiter stellte ich einen Oberschenkelbruch rechts fest, leicht zu erkennen an der abnormen Stellung des Beines. Auch der rechte Fuß war zwischen dem Gaspedal und dem Kardantunnel des Fahrzeugs eingeklemmt.

Der Patient war also insgesamt ansprechbar und im Wesentlichen orientiert, die vitalen Parameter wie Sauerstoffsättigung, Herzfrequenz und Blutdruck waren befriedigend, sein Schockzustand mäßig bis deutlich ausgeprägt.

Inzwischen war auch der Rettungswagen eingetroffen und auch die Presslufthörner der Feuerwehr waren aus der Ferne zu hören.

»Dreimal grau und weiß, Ringer und HAES«, rief ich den Rettungsassistenten zu, die anhand dieser kurzen Angaben wussten, dass ich insgesamt drei großvolumige Venenverweilkanülen, durch die pro Zeiteinheit sehr viel Infusionsflüssigkeit laufen konnte, und drei Infusionen, bestehend aus Ringerlösung und HAES, kurz für Hydroxyäthylstärke, ein recht volumeneffektives Infusionsmittel, haben wollte.

Das Unfallopfer brauchte aufgrund seiner schweren Verletzungen an beiden Beinen unbedingt viel intravenöses Volumen zur Aufrechterhaltung des Kreislaufs, denn bei einem gebrochenen Oberschenkel kann man bis zu eineinhalb Liter Blut in die Muskulatur und das Gewebe des Oberschenkels hinein verlieren. Außerdem hatte der Patient ja noch die beiden offenen Unterschenkelbrüche und die große Kopfplatzwunde. All diese Verletzungen erzeugten zusammen einen erheblichen Blutverlust, den der junge und kräftige Patient im Augenblick noch kompensieren konnte, aber wie lange noch?

Zusammen mit der Besatzung des Rettungswagens legte ich nun diese drei dicken, großvolumigen Venenverweilkatheter verteilt auf beide Arme des Patienten an, und er erhielt darüber die entsprechende Volumensubstitution, zusätzlich wurde ihm über eine Sauerstoffmaske hoch dosiert Sauerstoff zur Inhalation verabreicht. EKG, Pulsüberwachung und Sauerstoffsättigung wurden angelegt, die Kopfplatzwunde wurde steril abgedeckt.

Parallel zu diesen Maßnahmen wurden unter Überwachung von Atmung und Kreislauf zentral wirkende Schmerzmittel intravenös zugeführt, sodass sich dadurch unser Handlungsspielraum erweiterte – um Schmerzen zu vermeiden, hatten wir es zuvor unterlassen, den Patienten zu mobilisieren. Als wir den Patienten nun etwas bewegten, bestätigte sich meine Vermutung, dass er mit beiden Füßen massiv eingeklemmt war und nicht ohne Weiteres aus dem Fahrzeug geborgen werden konnte. Durch die rückwärtige Tür stellten wir also die Rückenlehne des Fahrersitzes vorsichtig etwas horizontaler. So konnte der Patient einigermaßen bequem liegen, und ich kam trotzdem gut an ihn heran.

»Intubation, Beatmung, Trapanal, Succy«, wies ich die Assistenten an. »Tubus?« – »Achter.«

Sofort hatte ich das nötige Equipment in der Hand. Ich injizierte einen Teil eines Schlafmittels, und beatmete dann zunächst assistiert und wenig später kontrolliert den Patienten über eine Beatmungsmaske und den Atembeutel. Nur Sekunden später wirkten die verabreichten Medikamente und ich konnte nun den narkotisierten und vollkommen entspannten Patienten leicht intubieren. Nach Kontrolle der richtigen Lage des Tubus wurde dieser fixiert, am Beatmungsgerät, das wir auf die Rückbank der Beifahrerseite gestellt hatten, wurden die notwendigen Beatmungsparameter eingestellt, und der Patient wurde an das Gerät angeschlossen. Währenddessen hatte der »zweite Mann« die offenen Wunden am Oberschenkel und den beiden Unterschenkeln so gut es ging steril abgedeckt und verbunden. Unterdessen war die Feuerwehr ebenfalls bei uns eingetroffen.

»Hey Doc, was liegt an?«, begrüßte mich der Feuerwehrkommandant. »Hallo, Häuptling!«, gab ich zurück. Wir kannten uns aus vielen gemeinsamen Einsätzen und hatten uns im Laufe der Jahre auch persönlich kennen und schätzen gelernt. Ich überließ die Überwachung des Patienten einem Rettungsassistenten und gab dem »Häuptling« einen bündigen, aber genauen Bericht über das Verletzungsmuster und die von mir eingeleiteten Maßnahmen. Es folgte eine kurze Verständigung über das weitere Vorgehen, dann überließ ich der Feuerwehr das Feld zur Bergung des Verletzten, wobei ich, gemeinsam mit den Rettungsassistenten, immer ganz nah dranblieb und ein Auge auf den Patienten hatte. Die abgelesenen Daten der Überwachungsgeräte waren mir dabei natürlich eine große Hilfe: Alles war und blieb im grünen Bereich. Der Patient schlief tief und fest und bekam von dem ganzen Manöver nichts mit – so muss es auch sein.

Innerhalb recht kurzer Zeit gelang es der Feuerwehr, mithilfe hydraulischer Schneid- und Spreizgeräte die Füße des Patienten, die zwischen Kupplung, Bremse, Gaspedal und Kardantunnel eingeklemmt waren, zu befreien und das Dach des Pkw zu entfernen. Gemeinsam fixierten wir den Patienten mittels eines sogenannten K.E.D.-Systems, er konnte aus dem Wrack geborgen und anschließend in den Rettungswagen getragen werden. Eine weitere kurze Untersuchung ergab keine neuen Erkenntnisse. Beide Beine wurden entsprechend gelagert, und dann fuhren wir mit Sonderrechten in die Klinik.

Selbstverständlich war das Krankenhaus von uns schon lange vorher über das Verletzungsmuster und die bereits getroffenen Maßnahmen – also Narkose mit Intubation und Beatmung –, verabreichte Medikamente und Schmerzmittel sowie Alter und Geschlecht informiert worden. Wenig später übergaben wir das Unfallopfer mit ergänzendem mündlichen Bericht an das bereitstehende Schockraumteam. Das Notarzteinsatzfahrzeug wurde von der Feuerwehr zum Krankenhaus nachgebracht, denn ich fuhr natürlich beim Patienten im Retter mit.

Nachdem in der Klinik alles erledigt war und ich mit den Rettungsassistenten beim Aufräumen des Rettungswagens den ganzen Fall hatte Revue passieren lassen, nachdem also das »Nachbriefing«, wie man heute sagt, erfolgt war, begab ich mich auf die Feuerwache. Dort waren alle Einsatzkräfte, einschließlich des

»Häuptlings«, versammelt und gingen im lockeren Gespräch das Ereignis ebenfalls noch einmal durch. Ein paar nette Worte des Dankes meinerseits für ihre tolle, schnelle und professionelle Arbeit sowie das gute Teamwork wurden strahlend entgegengenommen.

*

Es war ein wunderbar warmer Spätnachmittag, als der Rettungswagen und ich über Piepser alarmiert wurden. »VU zwischen U. und O., mehrere Verletzte«, stand auf dem Display des Funkmeldesystems. Nach wenigen Minuten waren wir gemeinsam an der angegebenen Unfallstelle eingetroffen.

Ein mäßig beschädigter Pkw stand mitten in einer ungemähten Wiese, ungefähr hundert Meter von der Straße entfernt. Drei junge weibliche Personen saßen nicht weit von diesem Weg inmitten der Wiese, der männliche Fahrer saß noch im Wagen. Während wir durch das fast knietiefe Gras zu den Patientinnen liefen, riefen uns umstehende Zeugen zu, dass sich das Auto mehrfach überschlagen habe, weil es zu schnell in die Kurve gegangen sei. Innerhalb kurzer Zeit hatten wir festgestellt, dass außer ein paar Schürfwunden und Prellungen bei den drei weiblichen Verunfallten nichts Ernstliches passiert war.

Nun eilte ich zum Pkw. Der Fahrer saß immer noch hinter dem Steuer, die Tür ließ sich nicht öffnen. Das Fenster war jedoch zertrümmert, und so konnte ich leicht zu ihm Kontakt aufnehmen: »Hallo, ich bin Dr. Frohlauber, wie geht es Ihnen? Haben Sie Schmerzen?« Er antwortete: »Nein, nur der Nacken tut furchtbar weh.« – »In Ordnung, Sie werden gleich etwas gegen die Schmerzen erhalten.«

Ich beugte mich nun durch das Fenster zu ihm und bat: »Bitte mal kurz das rechte Bein anheben – okay, linkes Bein kurz anheben – okay, drücken Sie bitte meine linke Hand – okay, und nun bitte die rechte Hand – okay. Spüren Sie das?«, dabei strich ich ihm leicht über beide Unterschenkel und beide Unterarme. Jeweils bestätigte er, meine Berührungen zu spüren.

Die Überprüfung auf Motorik und Sensibilität ergab also keine auffälligen Befunde. Die Pupillen zeigten sich seitengleich, normal weit und reagierten gut auf Lichteinfall. Der Blutdruck war schnell und vorsichtig gemessen, er lag im Normbereich, die Herzfrequenz und die Sauerstoffsättigung waren beide unauffällig.

»Könnte trotzdem ein HWS-Trauma sein, bitte Feuerwehr zur Bergung des Fahrers, außerdem Hubschrauber und Abklärung Zielklinik wegen Verdacht auf Halswirbelsäule, bis jetzt ohne sensible oder motorische Ausfälle, nur starke Schmerzen«, wies ich einen meiner Mitarbeiter an.

Währenddessen wurde dem Patienten vorsichtig vom Rücksitz aus eine Halskrause angelegt, um die Halswirbelsäule zu stabilisieren. Ich punktierte von der Beifahrerseite aus mittels einer Plastikverweilkanüle eine Vene am rechten Arm und schloss eine Infusion an. Anschließend injizierte ich gegen die Schmerzen des Patienten ein nur leichtes Schmerzmittel, um keine Atemdepression hervorzurufen.

In diesem Moment traf auch bereits die Feuerwehr ein. Der Kommandant kam auf mich zu: »Hallo, was liegt an? Was sollen wir tun?« – »Hallo, grüße Sie. Verkehrsunfall, mehrfach überschlagen, Fahrer noch im Auto mit Verdacht auf Halswirbelsäulentrauma, Fahrertür klemmt, nicht zu öffnen. Ansonsten ist er kreislauf- und atemstabil, keine akute Gefahr – aber Vorsicht mit der Wirbelsäule.«

»Okay, wir machen erst die Tür auf und dann das Dach runter, dann kriegen wir ihn besser raus«, beschloss der Einsatzleiter. Während die Feuerwehrleute die Bergung des Fahrers vorbereiteten, erklärten wir dem Verletzten die einzelnen Schritte. Nach Sicherung des Unfallfahrzeuges mit Unterlegkeilen, sowie Schutz des Fahrers mit Decken und Helm mit Visier, und nachdem sich einer der Rettungsassistenten auf die Beifahrerseite begeben hatte, ebenfalls mit Schutzausrüstung, um dem Verletzten beizustehen, wurde die Fahrertür mit dem Spreizer geöffnet und anschließend mit hydraulischem Schneidewerkzeug das Dach entfernt. Bei Personenbefreiungen dieser Art wird immer nach einem genauen Ablaufplan vorgegangen, dieser variiert jedoch entsprechend der jeweils vorgefundenen Lage.

Nach vorsichtiger Fixierung mittels eines K.E.D.-Systems konnte der Patient geborgen werden, ohne dass er dabei im Bereich des Körpers und insbesondere der Halswirbelsäule bewegt wurde. Hier eine notwendige Erklärung zum K.E.D.-System, das im Rettungsdienst eine gewisse Rolle spielt: Die Abkürzung K.E.D. steht für das englische »Kendrick Extrication Device«. Es handelt sich dabei um ein Immobilisationssystem, das die gesamte Wirbelsäule stabilisiert und die Rettung eines Patienten aus schlecht zugänglichen Lagen ermöglicht. Es umschließt wie ein Korsett den Rumpf und ist am Rücken bis über den Kopf hinaus verlängert. Nach dem Anlegen sind unabsichtliche Bewegungen des Halses und der Brustwirbelsäule unmöglich, die Wirbelsäule wird insgesamt vollständig entlastet. Besondere Bedeutung hat dieses Rettungskorsett bei der Rettung von Verletzten aus Fahrzeugen und aus der Tiefe, zum Beispiel aus Gruben. Das Rettungskorsett ist aber auch deshalb sehr hilfreich, weil es die Möglichkeit bietet, sozusagen »Griffe« am Patienten anzubringen.

Nachdem der Patient so geborgen war, führten wir erneut einen Body-Check durch, wobei keine weiteren Verletzungen festgestellt werden konnten. Alle Parameter waren stabil, auch bestanden nach wie vor keine motorischen oder sensiblen Ausfälle. Die Schmerzen waren ebenfalls deutlich besser geworden. Der Patient wurde an den inzwischen eingetroffenen Rettungshubschrauber übergeben und in eine Klinik der Maximalversorgung geflogen. Wie wir später erfuhren, handelte es sich um einen Bruch des zweiten Halswirbels ohne jegliche Verschiebung der Knochenfragmente und der Patient konnte später die Klinik ohne Beschwerden verlassen.

Die drei jungen Damen wurden nach nochmaliger orientierender Untersuchung und entsprechender Versorgung von weiteren Rettungswagen vorsichtshalber in eine Klinik verbracht, die sie jedoch wenig später nach ambulanter Behandlung wieder verlassen konnten.

*

An einem Samstagvormittag brannte es in einem Haus einer fränkischen Kleinstadt in einem eng bebauten Stadtteil. Zunächst hieß es lediglich lapidar: »Keine Menschen in Gefahr.«

Die Leitstelle schickte mich neben mehreren Rettungswagen trotzdem zum Brandort. Kurz nachdem ich eingetroffen war und mich beim Einsatzleiter der Feuerwehr und des Rettungsdienstes gemeldet hatte, führten die Feuerwehrleute, ausgerüstet mit schwerem Atemschutz, drei Personen, die ihrerseits Fluchthauben trugen, aus dem Haus und brachten sie zu uns. Eine von zwei Feuerwehrmännern getragene ältere Frau wurde ebenfalls an uns übergeben. Alle Patienten hatten leichte Rauchgasvergiftungen, die von den Jüngeren natürlich wesentlich besser toleriert wurden als von der betagten Frau. Alle vier wurden sofort in die Rettungswagen verbracht, erhielten dort Sauerstoff über die Atemmaske sowie entsprechende Infusionen und Sprays. Sie erholten sich insgesamt recht schnell, wurden aber sicherheitshalber in die Klinik zur weiteren Beobachtung verbracht.

Später habe ich bei diesem Einsatz zwei Feuerwehrmänner versorgt, die sich bei der Brandbekämpfung leicht verletzt hatten. Dazu muss man wissen, dass bei größeren Einsätzen der Feuerwehr neben den obligatorischen Rettungsfahrzeugen sowie jenen der Schnellen Einsatzgruppe, kurz SEG, immer ein Notarzt zum Einsatzort geschickt wird oder geschickt werden sollte, auch wenn primär keine Menschen in Gefahr zu sein scheinen, und dass dieser natürlich auch für die Einsatzkräfte zuständig ist. Denn gerade bei diesen kann es natürlich aufgrund der erhöhten Gefährdung jederzeit zu einer Versorgungsnotwendigkeit kommen. Die Feuerwehren leisten bei der Rettung von Menschenleben hervorragende Arbeit, und wie oft liest man in der Presse, dass sich beim Einsatz Feuerwehrleute verletzt haben!

Das Motto der Feuerwehren lautet »Retten – Löschen – Bergen – Schützen«. Ihre Einsatzbereiche haben sich im Laufe der Jahrzehnte deutlich verschoben. Während es in früherer Zeit oberstes Ziel der Feuerwehr war, ein Feuer zu bekämpfen und zu löschen, haben sich inzwischen die technischen Hilfeleistungen zum eigentlichen Einsatzschwerpunkt entwickelt, sei es einfach die Beseitigung einer Ölspur, die Befreiung von im Aufzug stecken gebliebenen Personen oder auch die schwierige Befreiung eingeklemmter Insassen bei Verkehrsunfällen. Die Rettung aus großer Höhe, wozu innerhalb der Feuerwehren – hier vor allem der Berufsfeuerwehren – besondere Höhenrettungsgruppen existieren, oder die Bergung aus dem Wasser, wozu wiederum eigene Taucherteams zur Verfügung stehen, runden das vielfältige Einsatzspektrum moderner Feuerwehren ab. Betrachtet man ihren Anteil an der Gesamtzahl der Feuerwehreinsätze, so stehen heute diese technischen Hilfeleistungen gegenüber den Löscheinsätzen eindeutig im Vordergrund.

Persönlich habe ich in der Zusammenarbeit mit den in meinen Notarztdienstbereichen tätigen Berufs- und Freiwilligen Feuerwehren nur beste Erfahrungen gemacht. Stets war die Zusammenarbeit gekennzeichnet von gegenseitigem Verständnis für die Belange und Arbeit des anderen. Ich halte es für unbedingt notwendig, dass sich der engagierte Notarzt bei den Kommandanten der Feuerwehren in seinem Einzugsbereich einmal vorstellt und ein gemeinsames Gespräch sucht. Er sollte diese Gelegenheit auch dazu nutzen, sich über die feuerwehr- und rettungstechnischen Möglichkeiten informieren zu lassen.

Bei den Einsätzen selbst ist es von unschätzbarem Nutzen, wenn man im Vorfeld das gemeinsame Vorgehen, nicht im Einzelnen, aber im Großen, bespricht. Ich habe es bei traumatologischen Einsätzen immer so gehalten, dass ich mich als Notarzt nach Absprache mit dem Einsatzleiter der Feuerwehr zunächst um die Verletzten gekümmert und zusammen mit den anwesenden Rettungsassistenten eine möglichst stabile medizinische Lage hergestellt habe, um dann einen Schritt zur Seite zu treten und die Feuerwehr ihre notwendigen Arbeiten tun zu lassen, sei es, das Dach eines Autos abzutragen oder Türen auseinanderzuspreizen, wobei der Verletzte aber immer unter unserer Beobachtung stand. Dieses Vorgehen hat sich meiner Erfahrung nach bestens bewährt.

Selbstverständlich gab es manchmal kleinere Reibungspunkte, die aber stets im Nachgespräch und in der Aufarbeitung eines Notfallgeschehens besprochen wurden, und es wurde gemeinsam nach Lösungswegen für ähnliche Situationen in der Zukunft gesucht, immer in ruhigem und sachlichem Gespräch. Keine irgendwie gearteten Vorwürfe oder gar Schuldzuweisungen wurden dabei laut.

Vor allem ist es auch das kleine Wort »danke«, das nach gemeinsam getaner Arbeit ein gutes und angenehmes Miteinander schafft, auf das bei allen weiteren gemeinschaftlichen Einsätzen gebaut werden kann. Viele Berufsfeuerwehren und auch andere Feuerwehren haben heute ihren eigenen Feuerwehrarzt, der zu den Löscheinsätzen mit alarmiert wird, der aber auch für die Ausbildung in Erster Hilfe bei der Feuerwehr zuständig ist. Wo ein solcher Feuerwehrarzt nicht vorhanden ist, ist es sicher nur von Vorteil, wenn man dem Kommandanten anbietet, zwischendurch einen Unterricht in dieser Ersten Hilfe zu erteilen. Das kostet nicht viel Zeit, wird aber fast immer sehr dankbar angenommen.

Im Gegenzug sind die Feuerwehren technisch sehr gut ausgerüstet und praktisch für alle Eventualitäten gewappnet und trainiert. Kurz, Feuerwehrleute sind »der Mann beziehungsweise die Frau für alle Situationen« – und das ist gut so!

15.

MIT POLIZEISCHUTZ AUF DEM FRIEDHOF

Auch die Zusammenarbeit mit den Beamten der Polizei bei allen möglichen Gelegenheiten, sei es beim Verkehrsunfall, bei einer Wohnungsöffnung, einem Brandeinsatz oder nach einem Verbrechen, war aus meiner Sicht in allen Fällen sehr gut und vertrauensvoll. Ich entsinne mich nicht, jemals auf Schwierigkeiten oder Widerstand bei den Beamten gestoßen zu sein, wenn ich ihre Unterstützung erbat oder wenn ich mich zusammen mit dem Rettungsdienst bei Polizeieinsätzen im Hintergrund befand, sie waren stets hilfsbereit und entgegenkommend. Ich erinnere mich zum Beispiel an folgenden besonderen Einsatz:

An einem Samstagnachmittag im Herbst, es regnete und war schon sehr dämmrig, wurde ich zusammen mit dem Rettungswagen unter der Angabe, dass ein Friedhofswärter angeschossen worden sei, zum Krematorium des Friedhofs beordert. Wir erreichten schnell die angegebene Adresse, die Polizei war schon vor Ort und erwartete uns am Eingang: »Seid vorsichtig, der ist da noch irgendwo drin«, empfingen uns die Beamten kurz und prägnant. Ist ja toll, ging es mir durch den Kopf. »Geht bitte jemand von Ihnen mit?«, fragte ich, eher scheu als tollkühn. »Selbstverständlich, keine Sorge«, bekam ich zur Antwort.

Wir legten unsere Ausrüstung auf die Rolltrage und machten uns auf den Weg. Ein Beamter ging vor und einer hinter uns, beide mit gezogener Waffe. Wir liefen durch einen langen, gekachelten, mehrfach verwinkelten und nur durch das kalte Licht der Neonleuchten, die in größeren Abständen an der Decke angebracht waren, schwach beleuchteten Gang, die Schritte hallten dumpf, die kleinen Räder der Trage ratterten auf dem Betonboden und trugen das Ihre zu der unheimlichen Stimmung bei. Ich hatte wirklich etwas Bammel. Was war, wenn der Schütze hinter der nächsten Ecke stand und uns erwartete? Beobachtete er uns? Ehrlich, mein Herz schlug nicht mehr ruhig, die Hände waren feucht … Ich glaube, ich war nicht der Einzige, dem es so ging. Friedhof, düsterer Gang, gezogene Waffen, bewaffneter Mann irgendwo –

das ist schon eine eigenartige Situation, und es wurde mir etwas flau im Magen.

Wir kamen jedoch unbeschädigt im Friedhofsbüro an, deutliches Aufatmen aller Beteiligten. In dem mittelgroßen Raum befanden sich bereits einige Polizeibeamte, hinter dem Schreibtisch saß ein etwas beleibter Mann, der beide Hände auf seinen Bauch gedrückt hielt. Auf meine Bitte hin nahm er die Hände weg und ich sah ein blutbeflecktes Hemd, einzelne Knöpfe waren offen, darunter ein ebenfalls blutiges Unterhemd. Ich zog beide Hemden etwas nach oben und entdeckte etwa in Nabelhöhle ein kleines Einschussloch, aus dem es nur ganz leicht blutete. Der Patient war voll ansprechbar, orientiert. Der Puls war gut zu tasten und kräftig, keine auffallende Schocksymptomatik. Wir legten unmittelbar einen sterilen Verband auf die kleine Wunde an. Die Überprüfung der sonstigen Vitalparameter, das Anlegen einer Infusion und die Verabreichung eines Schmerzmittels waren die folgenden, rasch und routinemäßig erledigten Tätigkeiten.

Während der Behandlung erzählte uns der Patient, dass bei seinem gewohnten Inspektionsrundgang ein Eindringling plötzlich, wie aus dem Nichts heraus, ohne Warnung auf ihn geschossen habe. Er hatte einen messerscharfen Schmerz im Bauch verspürt, konnte sich aber gerade noch in sein Büro schleppen und telefonisch Hilfe herbeirufen. Mit tatkräftiger Unterstützung der anwesenden Polizeibeamten brachten wir den Patienten nach draußen – denselben Weg mit denselben mulmigen Gefühlen zurück – zu unserem Rettungswagen und verbrachten ihn anschließend ohne weitere Auffälligkeiten in die Klinik.

Wie wir später erfuhren, konnte die Kugel recht leicht aus dem relativ dicken Unterhautgewebe entfernt werden, sie hatte keine lebenswichtigen Organe verletzt, und der Patient konnte nach einigen Tagen in gutem Zustand nach Hause entlassen werden.

Der Täter wurde kurze Zeit später gefasst. Es handelte sich um einen Friedhofs- beziehungsweise Grabschänder, der bereits von sich reden gemacht hatte. Über seine absurden Taten war auch über die örtliche Presse hinaus berichtet worden.

Die Zusammenarbeit mit den Polizeibeamten war also immer sehr gut. Natürlich tat ich auch von meiner Seite aus alles, damit die Beamten ihrer Pflicht leichter nachkommen konnten. Wenn es aus medizinischer Sicht beispielsweise nicht darauf ankam, ob ein verunfallter Patient in dieses oder jenes Krankenhaus verbracht werden musste, so beförderten wir ihn in das Krankenhaus, das zum Zuständigkeitsbereich des jeweiligen Reviers gehörte.

Eines ist mir allerdings zu Beginn meiner langjährigen Tätigkeit aufgefallen: Streifenwagen der Polizei wurden von uns – Rettungswagen und Notarzteinsatzfahrzeug – in ländlichen Gebieten auf dem Weg zu einem Unfall oder anderen Notfällen hin und wieder überholt, wobei die Polizei bereitwillig Platz machte. Sie fuhr dann aber ebenso schnell wie wir hinter uns her. Ich hatte jedes Mal das Gefühl, dass die Beamten nicht unbedingt vor dem Rettungsdienst am Unfallort eintreffen wollten.

Ich habe mir lange überlegt, was der Grund für dieses Verhalten sein konnte, und habe dann einmal allen Mut zusammengenommen und nachgefragt. Es stellte sich heraus, dass gerade ältere Beamte sich ihrer Kenntnisse in Erster Hilfe oft nicht mehr ganz so sicher waren und als ersteintreffende Helfer am Notfallort bei den Patienten oder Unfallopfern nichts falsch machen wollten! Ich möchte an dieser Stelle betonen, dass ich derartige Situationen in den letzten Jahren nicht mehr erlebt habe und dass dies natürlich nicht für Einsatzfahrten der Polizei galt, bei denen es hieß »Menschenleben in Gefahr« oder für sonstige Gefährdungssituationen, die polizeiliches Eingreifen erforderlich machten. Ich habe aber, eingedenk der obigen Informationen, nach Rücksprache mehrfach auf Polizeiinspektionen Unterricht in Erster Hilfe angeboten, was jeweils mit großer Dankbarkeit angenommen wurde.

Polizeibeamte haben uns beim Tragen von Verletzten geholfen, sie haben bei unübersichtlichen Einsätzen das Terrain für uns erkundet, sie haben uns den Weg gewiesen, wenn wir einmal nicht genau wussten, wohin wir mussten, sie haben uns freie Bahn geschaffen und schaulustige Gaffer des Unfallortes verwiesen, sie waren immer da, wenn wir sie brauchten, freundlich, besorgt und hilfsbereit.

»Die Polizei, dein Freund und Helfer«, kann ich also hinsichtlich ihrer Zusammenarbeit mit Rettungs- und Notarztdienst nur sagen.

16.

RETTUNG ZU WASSER: DEUTSCHE LEBENSRETTUNGS-GESELLSCHAFT UND WASSERWACHT

Es war an einem wunderschönen, warmen Spätnachmittag, als ich über Piepser zu einem Wassernotfall an einem etwas weiter entfernt gelegenen See gerufen wurde. Wie mir von der Leitstelle über Sprechfunk durchgegeben wurde – Funkmeldesysteme gab es zu diesem Zeitpunkt noch nicht –, wurde ein circa elfjähriges Mädchen in diesem See vermisst. Nach Angaben von Zeugen war es beim Schwimmen plötzlich untergegangen und nicht mehr aufgetaucht.

Bei meinem Eintreffen, ich hatte wegen des recht langen Anfahrtsweges etwas länger gebraucht, waren die DLRG (Deutsche Lebensrettungsgesellschaft) und die Wasserwacht, kurz WW, mit jeweils zwei Booten bereits auf dem Wasser und suchten die vermutete Unfallstelle ab. Die anwesenden Beamten der Wasserschutzpolizei bestätigten mir die Angaben, die mir von der Leitstelle übermittelt worden waren. Unmittelbar darauf trafen auch Tauchertrupps von DLRG und Wasserwacht ein, die ebenfalls die vermutete Untergangsstelle systematisch absuchten. Zeitgleich war ein Hubschrauber der Polizei mit einer Wärmebildkamera eingetroffen, der seinerseits versuchte, das Mädchen im Wasser aufzuspüren.

Da wir mit den Booten der Rettungstaucher über Funk in Verbindung standen, wurde mir auf meine Nachfrage hin mitgeteilt, dass es in einigen Metern Tiefe eine kalte Strömung gab, wo die Wassertemperatur nur etwa 17 bis 18 Grad Celsius betrug, im Gegensatz zur Temperatur der Wasseroberfläche von etwa 24 Grad. Das erhöhte die Chancen auf ein Überleben des Mädchens, wenn auch nur gering.

Ich informierte meine Mitarbeiter über den Stand der Dinge und wies sie ein: »So, Folgendes, wir richten alles schon her und zwar direkt hier am Ufer. Peter, du übernimmst sofort die Herzdruckmassage, Klaus kümmert sich um die Beatmung, zunächst mit Kindermaske, dann intubiere ich so schnell wie möglich. Also herrichten, auch Absaugpumpe – ich werde versuchen, möglichst viel

Wasser aus der Lunge herauszubekommen. Wilhelm ist für EKG-Ableitungen und Überwachung zuständig. Infusion herrichten, Braunülen bereitlegen. Supra vorbereiten. Alles klar?«

Kopfnicken aller Beteiligten.

Jedoch, Minute um Minute verrann – nichts. Kein Hinweis, wo sich das Mädchen im Wasser befand. Es vergingen weitere zehn Minuten – nichts. Wir überprüften zum x-ten Mal unsere Vorbereitungen und unsere Ausrüstung. So ein Warten zermürbte. Würden wir überhaupt noch etwas erreichen können? Noch mal verging fast eine Viertelstunde, dann hatte ein Taucher das Mädchen entdeckt und an die Oberfläche gebracht.

Blitzschnell wurde es in das Tauchboot geborgen, und die dort anwesenden DLRG-Helfer begannen unmittelbar mit einer adäquaten Herz-Lungen-Wiederbelebung des leblosen Kindes. Dabei fuhren sie so rasch wie möglich zu uns ans Ufer, wo wir sie bereits erwarteten. Das leblose Mädchen wurde auf eine Decke gelegt, Peter übernahm vom DLRG-Helfer unmittelbar die Herzdruckmassage, Klaus beatmete, und schnell war das Kind von mir intubiert und durch den liegenden Tubus abgesaugt. Wilhelm hatte in der Zwischenzeit die EKG-Elektroden angelegt – absolute Nulllinie, keine einzige Reaktion des Herzmuskels. Die Pupillen des Mädchens waren weit, fast schon entrundet, es gab keine Reaktion auf Lichteinfall.

Trotzdem führten wir die Herzdruckmassage und Beatmung fort, parallel konnte ich eine Venenverweilkanüle in die Ellenbogenvene einführen, die vorbereitete Infusion anhängen und entsprechende Medikamente für Herz und Kreislauf verabreichen. Die Beatmung wurde auf das Beatmungsgerät umgelegt und nun automatisch aufrechterhalten. Aber alle Versuche, das Herz und den Kreislauf des Kindes wieder in Gang zu bringen, schlugen leider fehl. Es waren bei den entsprechenden Kontrollen keinerlei Funktionen des Herzmuskels zu bemerken, nicht einmal die geringste elektrische Aktivität war erkennbar, eine Änderung der Pupillenweite ergab sich ebenfalls nicht. Nach circa 75 Minuten beendeten wir wegen absoluter Erfolglosigkeit die Reanimationsmaßnahmen.

*

Am 28. Juli 1912 befanden sich über 1.000 Menschen – Badegäste und Ausflügler – in Binz auf Rügen auf der dortigen etwa 560 Meter langen Seebrücke und wollten die Ankunft des Bäderdampfers »Kronprinz Wilhelm« beobachten, als plötzlich die Anlegestelle in sich zusammenbrach und über hundert Menschen in das Wasser der Ostsee stürzten. Für 17 von ihnen, darunter sieben Kinder, kam alle Hilfe zu spät.

Frau Edith Mayer-Springer drückte es in Hamburg 1913 so aus: »Allgemein wurde es als beschämend empfunden, dass von den unzähligen Menschen auf der Brücke und auf dem Bäderschiff kaum jemand bereit oder fähig war, zu retten oder Erste Hilfe zu leisten und Wiederbelebungsversuche zu machen.«[*]

Dazu muss man allerdings wissen, dass zum damaligen Zeitpunkt nur zwei bis drei Prozent der Bevölkerung schwimmen konnten und aus diesem Grunde etwa 5.000 Menschen jährlich ihr Leben im Wasser verloren. Das oben genannte Ereignis war dann der Anlass, dass am 19. Oktober 1913 im Saal des Kaufmännischen Vereins in Leipzig die Deutsche Lebens-Rettungs-Gesellschaft, kurz DLRG, gegründet wurde. Bei der Deutschen Lebens-Rettungs-Gesellschaft e. V. handelt es sich um eine gemeinnützige und unabhängige Wasserrettungs- und Hilfsorganisation. Mit knapp 560.000 Mitgliedern in rund 1.800 örtlichen Gliederungen ist sie die größte freiwillige Wasserrettungsorganisation der Welt. Seit

---

[*] Klaus Bartnitzke, Im Zeichen des spähenden Adlers. 50 Jahre Deutsche Lebens-Rettungs-Gesellschaft. Essen-Rüttenscheid 1963.

ihrer Gründung ist es das Hauptziel der DLRG, Menschen vor dem Ertrinkungstod zu bewahren.

Neben der DLRG ist Ende des 19. Jahrhunderts auch die Wasserwacht entstanden, und zwar ebenfalls aus einer Katastrophe heraus. Anfang Februar 1883 kam es in Regensburg zu einem verheerenden Donau-Hochwasser, bei dem erstmals Helfer des Deutschen Roten Kreuzes zur Wasserrettung eingesetzt wurden. In Anknüpfung an den Erfolg dieses Einsatzes entstanden in den folgenden Jahren sogenannte Wasserwehrkolonnen, die insbesondere an den Küsten der Nord- und Ostsee sowie an größeren Binnengewässern aktiv wurden. Dazu kamen im Laufe der Jahre auch die Schwimmbäder. Aus diesen Wasserwehrkolonnen entstand allmählich die »Wasserwacht«, eine aktive Unterorganisation des Deutschen Roten Kreuzes.

Ihre primäre Aufgabe ist der Wasserrettungsdienst, er erfolgt zum einen vom Ufer aus durch Rettungsschwimmer, zum anderen durch Streifendienst mit entsprechend ausgerüsteten Motorbooten auf größeren Wasserflächen. Weiterhin unterhält die Wasserwacht in einzelnen Ortsverbänden auch eigene Tauchergruppen, die im Bedarfsfall mit speziellen Einsatzfahrzeugen, den sogenannten Tauchergruppenfahrzeugen, zum Notfallort gelangen können. Die Wasserwacht bildet Schwimmer zu Rettungsschwimmern aus und ist last but not least auch im Naturschutz aktiv.

Die Helfer der DLRG und der Wasserwacht sowie die dazu gehörenden Tauchertrupps versehen ihren ehrenamtlichen Dienst auf Seen und Stränden, um in Schwierigkeiten geratenen Schwimmern oder Nichtschwimmern zu helfen oder diese zu bergen. Sie helfen aber auch bei Wasserunfällen aller Art, sei es ein gekenterter Segler oder ein Windsurfer, der sein Segel nicht mehr selbst aufrichten kann, und eben auch bei Suchmaßnahmen wie der geschilderten. Gleichzeitig sind sie auch bei Notfällen für die Erste Hilfe am Ufer und Strand zuständig. Es handelt sich bei den Helfern meist um gut ausgebildete Rettungsdiensthelfer, darunter auch Rettungssanitäter und Rettungsassistenten, die auch die Besatzung eines Rettungswagens stellen könnten. Sie haben zusätzlich eine besondere Ausbildung in der Wasserrettung, müssen einen Bootsführerschein nachweisen und sich auch mit den Wassergesetzen auskennen.

Persönlich habe ich nur beste Erfahrungen mit diesen engagierten Menschen gemacht. An vielen Standorten fordern die Rettungsleitstellen diese Retter mit ihren Fahrzeugen auch als sogenannte First Responder zu Notfallsituationen an Land an, um die Zeit bis zum Eintreffen des Rettungsdienstes und des Notarztes zu überbrücken. Auch dies ist ein Beweis für die Professionalität und das Engagement dieser Leute.

17.

BLAULICHTSTAMMTISCH

Und dann habe ich halt von hinten probiert, den Kopf entsprechend zu stützen, bis du mit deinem Stiff-Neck gekommen bist, der war ja fast zu groß«, wendet sich der Rettungsassistent an seinen Nachbarn zur Rechten. »Na, ihr Feuerpatscher hättet auch versuchen können, vielleicht erst die Fahrertür mit dem Spreizer aufzubekommen«, erwidert dieser seinem Gegenüber. »Nee, das ging nicht, hätte viel zu lange gedauert, war viel zu verklemmt, darum lieber gleich das Dach runter«, mischt sich ein anderer Feuerwehrler ein.

»Weißt du noch, als wir euch holten, weil wir mit der Trage und dem schweren Patienten nicht durch das Treppenhaus kamen und ihr ihn mit der Leiter durchs Fenster nach unten gebracht habt?«, fragt der Rettungssanitäter die Feuerwehrfrau. »Freilich, Mensch, war der groß und schwer, was ist eigentlich aus ihm geworden?« – »Weiß ich nicht, auf jeden Fall ging unser Retter auch ganz schön in die Knie.«

»Du brauchst mich das nächste Mal nicht mehr so zu erschrecken«, spricht mich der mir gegenübersitzende Polizeibeamte an. »Wieso?«, frage ich. »Da kommst du dahergeschossen wie ein geöltes Zäpfchen, da kann man sich nur noch wie ein kleines Mäuslein in eine Ecke verdrücken«, lacht er, woraufhin ich entgegne: »Ich hatte aber Sondersignal an, und wenn du in deinem Silberflitzer mit deinen Gedanken bei deiner Frau oder sonst wo bist und nicht ausreichend auf den Verkehr achtest, brauchst du dich nicht zu wundern, wenn du plötzlich eine entsprechende Adrenalinausschüttung bekommst; vielleicht war auch dein Radio wieder mal zu laut.«

So oder so ähnlich wird sich unterhalten – alles kommt zur Sprache, es werden Erlebnisse von eigenen Einsätzen zum Besten gegeben, individuelle Erfahrungen ausgetauscht, persönliche Einladungen ausgesprochen, man verabredet sich zu Treffen oder gemeinsamen Unternehmungen. Wo geschieht dies? Beim »Blaulichtstammtisch«.

Bei Einsätzen, bei denen mehrere verschiedene Hilfsorganisationen wie zum Beispiel Rettungsdienst, Feuerwehr, Technisches Hilfswerk und auch Polizei mit ihren jeweiligen Kräften mitmischen, ist es von immensem Vorteil, wenn sich gerade bei größeren Schadensereignissen, bei denen auch eine gemeinsame Einsatzleitung gebildet wird, die Helfer aller Rangstufen und Verantwortlichkeitsbereiche untereinander persönlich kennen.

Das geschieht natürlich bis zu einem gewissen Punkt von selbst, denn im Verlauf der unterschiedlichsten gemeinschaftlichen Einsätze, aber auch bei gemeinsamen Übungen und Trainingsstunden, trifft man ja häufig auf dieselben Mitarbeiter. Andererseits sind bei Notfällen immer wieder wechselnde Einsatzkräfte vor Ort. Dies macht einen persönlichen Umgang miteinander dann wieder wesentlich schwieriger. Um dem Abhilfe zu schaffen, haben wir in G. auf Initiative Einzelner hin einen sogenannten Blaulichtstammtisch gegründet. Dieser Blaulichtstammtisch umfasst, wie schon gesagt, die aktiven Hilfsorganisationen, die bei einem Notfall primär ausrücken, was bei uns Rettungsdienst, Feuerwehr, DLRG und Polizei, neuerdings auch das Technische Hilfswerk, kurz THW, sind.

Man trifft sich einmal im Monat in einem Lokal oder einem Restaurant zum gemeinsamen Plaudern und Essen. In der Anfangsphase standen dabei fachliche Diskussionen über gemeinsame Einsätze im Vordergrund. Im Laufe der Zeit traten diese jedoch immer mehr in den Hintergrund und die persönlichen Gespräche und Unterhaltungen überwiegen jetzt deutlich.

Zu diesen Treffen kommen natürlich nicht immer alle Mitglieder der Organisationen. Es wären ja auch viel zu viele in einer kleinen Gastwirtschaft, da bräuchte man jedes Mal fast einen kleinen Saal! Es ist keine Pflicht zu kommen, eher eine lockere Übereinkunft, so kommt mal dieser und mal jener, aber es ist doch eine ausgezeichnete Möglichkeit, sich untereinander auf persönlicher Ebene kennenzulernen und nicht nur während der nervenaufreibenden

Einsätze. Die einzelnen Organisationen laden sich gelegentlich auch zu besonderen Abenden ein, sei es zu einem Grillfest der DLRG am See, sei es zu einer »Feuerlöschübung« auf der zentralen Feuerwache. All dies hat zu einem sehr guten Miteinander bei gemeinsamen Einsätzen geführt und persönliche Bekanntschaften gefördert. Solche regelmäßigen außerhalb des Dienstes stattfindenden gemeinsamen Treffen haben sich also auch auf dienstlicher Ebene bestens bewährt!

18.

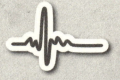

DIE FÄDEN IN DER HAND: RETTUNGSLEITSTELLE

Die Rettungsleitstelle lenkt den Notarzt wie ein Puppenspieler seine Puppe, sie hält die Fäden in der Hand. Sie alarmiert, ordnet an, lotst und weist ein, wenn ein bestimmter Ort nicht gleich gefunden werden kann, zieht Erkundigungen ein, ruft bei Unklarheiten zurück, klärt die Notfallbetten ab, informiert über witterungsbedingte Störungen oder Umleitungen, kurz, sie ist das Mädchen für alles.

Den modernen Standard stellen sogenannte Integrierte Leitstellen, kurz ILS, auch zentrale Leitstelle oder Integrierte Rettungsleitstelle beziehungsweise Integrierte Regionalleitstelle, kurz IRLS genannt, dar. In der Integrierten Leitstelle werden Rettungsdienst, Feuerwehr und Katastrophenschutz gemeinsam disponiert. Dies verringert den Personal- und Technikaufwand erheblich und soll unklare Sachlagen vermindern, indem Informationen direkt, sozusagen von Tisch zu Tisch, fließen können. Es bedeutet aber auch, dass die eingesetzten Disponenten beziehungsweise Einsatzsachbearbeiter eine sehr weitreichende Ausbildung in allen Sachgebieten benötigen.

*

Es war ein Samstag am späteren Nachmittag, wunderbares Wetter, angenehm warm, nicht zu heiß, eine Zeit, um so richtig zu entspannen. Natürlich ging der Piepser los. Nachdem ich im Notarzteinsatzfahrzeug war und mich einsatzbereit gemeldet hatte, bekam ich den Auftrag: »Einsatz auf Sportplatz, Anaphylaxie auf Bienenstich.«

»Verstanden, Sportplatz, Anaphylaxie auf Bienenstich«, bestätigte ich. Keine weiteren Angaben. Mir schien alles klar. Ich fuhr zum Einsatzort. Als ich dort jedoch ankam, war weit und breit kein Sportplatz zu sehen. Ich blieb also stehen und fragte bei einem Passanten nach.

»Nein, einen Sportplatz haben wir hier nicht, aber schauen Sie mal in dieser Richtung nach, da ist ein Bolzplatz, vielleicht war der gemeint.« Ich bedankte mich und fuhr zum angegebenen Ort, fand aber auch dort nichts vor.

Ich fuhr zurück zur Hauptstraße und fragte erneut nach dem Sportplatz. Ein älterer Herr mischte sich in das Gespräch ein. Auch er erklärte, dass sie hier im Ort keinen Sportplatz hätten. Er machte mich aber darauf aufmerksam, dass es einen Ort gleichen Namens gab, der allerdings etliche Kilometer entfernt und somit weit außerhalb meines normalen Einsatzgebietes lag. »Vielleicht ist das gemeint«, sagte er.

Also nahm ich Rücksprache mit der Rettungsleitstelle, dass es im von ihnen genannten Einsatzort keinen Sportplatz gebe und ob vielleicht der andere Ort selben Namens gemeint sei. Erst ein langer Moment Schweigen, dann kam ganz kleinlaut: »Sie haben recht, Entschuldigung! Fahren Sie weiter. Der Retter ist auch dorthin unterwegs.«

Also umgedreht, ziemlich lange Anfahrtszeit zum neuen Einsatzort. Bis zu meiner Ankunft dort war der Rettungswagen bereits eingetroffen, und die Besatzung hatte den Patienten unterdessen sehr gut und umsichtig versorgt. Ich ergänzte die Therapie noch um ein paar zusätzliche ärztliche Maßnahmen und dann brachten wir den Patienten ohne Komplikationen in die Klinik.

Zu diesem Zeitpunkt gab es noch kein Funkmeldesystem, wie wir es heute kennen. Beim Funkmeldesystem wird der Einsatzauftrag schriftlich per Funk auf ein Display in den Rettungswagen oder das Notarzteinsatzfahrzeug übertragen. Dabei werden auch zusätzliche Angaben wie genaue Örtlichkeit und andere Hinweise mit übermittelt. Damit ist eine unvollständige oder ungenaue Ortsangabe praktisch ausgeschlossen und somit ein Zeitverlust nicht mehr gegeben.

Selbstverständlich habe ich nach Beendung des Einsatzes telefonisch Kontakt mit der Leitstelle aufgenommen und wir haben gemeinsam überlegt, wie so ein Fehler in Zukunft vermieden werden konnte. Er ist auch – zumindest bei meinen Einsätzen – nicht mehr aufgetreten.

*

Es geht aber auch anders: Notarzteinsatz in einem weitläufigen Steinbruchgebiet. Ein Arbeiter sei von einem Gerüst abgestürzt und habe sich schwer verletzt, lautete die Meldung. Was für Verletzungen, habe der Anrufer nicht sagen können. Der Rettungswagen und ich fuhren getrennt von verschiedenen Ausgangspunkten aus zum Einsatzort. Ich war bisher noch nie in dem Areal gewesen. Wer schon einmal in einem Steinbruchgebiet war, weiß, wie es da aussieht.

Ich kam also auf dem riesigen Gelände an, und da stand ich nun im Nirgendwo und wusste weder ein noch aus. Keine Beschilderung, nur weißliche, grau verstaubte Schotterwege, vereinzelt mal ein kleines Gebäude, keine Menschenseele zu sehen. Kein Verkehr – nur ich mutterseelenallein. Keine Ahnung, wie ich zum eigentlichen Notfallort finden sollte.

»Leitstelle, ich kenne mich nicht mehr aus, ich finde nichts«, drang mein Hilferuf zum Disponenten. »Von wo sind Sie denn gekommen?«, fragte dieser zurück. Ich sagte es ihm.

»Ist gut, dann drehen Sie jetzt um und fahren bis zu dem Punkt, an dem Sie von der Straße in das Steinbruchgebiet abgebogen sind«, lautete die Anweisung. »Okay, wenn ich den nur wiederfinde.« Ich drehte also um und schon nach kurzer Zeit fand ich Gott sei Dank die Stelle wieder.

»Okay, bin dort.« – »Gut, nun fahren Sie …«, und er gab mir alle 50 bis 100 Meter eine genaue Beschreibung, wie ich abzubiegen und welche markanten Punkte ich zu beachten hätte.

Heureka, nach wenigen Minuten kam ich am Notfallort an, der Rettungswagen war noch nicht zu sehen. »Danke, Leitstelle, bin an.«

Der Patient war von einem Gerüst gestürzt und hatte sich einen Oberschenkelbruch zugezogen. Das konnte ich auf den ersten Blick aufgrund der abnormen Stellung des Oberschenkels mit kleiner Knickbildung im mittleren Bereich leicht feststellen. Eventuell war auch das Becken gebrochen. Er lag in einigermaßen bequemer Stellung auf dem Boden, andere Helfer hatten bereits mit einem Kissen seinen Kopf gestützt und den Oberschenkel entsprechend unterlagert.

»Hallo, ich bin Dr. Frohlauber, wo tut es Ihnen weh?«, fragte ich den Verletzten. Er deutete auf sein rechtes Bein. »Ich glaube, das ist gebrochen«, stellte er recht lapidar fest.

»Können Sie sich erinnern, wie es passiert ist?«, fragte ich. »Ja, ich war da oben auf dem Gerüst, bin ausgerutscht und dann einfach heruntergefallen, ich konnte mich nicht mehr halten!«

»Okay, Sie erhalten jetzt von mir eine Infusion gegen den Schock und natürlich auch ein entsprechendes Schmerzmittel.«

Ich kontrollierte rasch die Pupillen – sie waren seitengleich und zeigten eine gute Lichtreaktion. Der Puls war gut zu tasten, nicht auffallend schnell – also noch keine deutliche Schocksymptomatik.

Während ich bereits eine Infusion vorbereitete, erreichte uns auch der Rettungswagen, und gemeinsam versorgten wir den Patienten weiter mit mehreren Infusionen und natürlich auch mit den vorgesehenen Schmerzmitteln, stellten das Bein mit einer Vakuumschiene ruhig und fuhren ihn anschließend in eine unfallchirurgische Abteilung.

Nachdem wir den Patienten dort übergeben hatten und bei einem Schwätzchen am Rettungswagen standen, kam natürlich die Frage: »Wie hascht denn du das so schnell gefunden, du kennst dich dort doch überhaupt nicht aus! Tun wir uns schon schwer und du bischt praktisch das erste Mal dort.«

»Tja, ich denke und die Leitstelle lenkt«, und ich berichtete über die klasse Führung des Disponenten der Rettungsleitstelle.

Natürlich habe ich mich mit der Leitstelle hinterher noch persönlich in Verbindung gesetzt und mich für das ausgezeichnete

Lotsen in dieser sehr schwierigen Örtlichkeit bedankt. Ich glaube, ohne Hilfe des Leitstellendisponenten würde ich heute noch dort oben herumsuchen.

*

Schwerer Motorradunfall, ein Biker war frontal gegen eine Brückenbegrenzung gefahren. Als ich zusammen mit dem Rettungswagen eintraf, fanden wir einen nicht ansprechbaren jungen Mann vor, Puls schwach zu tasten, Pupillen rechts erweitert, links normal weit, klaffende Kopfplatzwunde, der rechte Oberschenkel war gebrochen, das rechte Handgelenk ebenfalls. Arbeitsdiagnose: schweres Schädel-Hirn-Trauma, multiple Brüche, Verdacht auf Bauchtrauma.

Schnell wurden dem Patienten mehrere Infusionen gelegt, er wurde intubiert und beatmet, das EKG-Gerät wurde angeschlossen, Pulsoxymeter, Halskrause und so weiter ebenfalls angelegt.

»Leitstelle, wir brauchen den Hubschrauber und ein Bett für einen etwa 25-jährigen Mann, Schädel-Hirn-Trauma, Oberschenkelfraktur, Radiusfraktur, Verdacht auf stumpfen Bauch, nicht ansprechbar, intubiert und beatmet.«

Die Leitstelle wiederholte den Befund und gab durch: »Wir schicken den Hubschrauber und klären ein Bett ab.«

Ein »Bett abklären« heißt, dass die Leitstelle sich auf Grundlage des von uns durchgegebenen Verletzungsmusters um eine entsprechend aufnehmende Klinik mit Neurochirurgie und weiteren hinreichenden Möglichkeiten, ein solches Polytrauma adäquat zu behandeln, kümmert.

Der Einsatz des Hubschraubers war angezeigt, weil die Zielklinik recht weit entfernt liegen konnte und damit ein bodengebundener Transport unter Umständen schon allein aus Zeitgründen nicht infrage kam.

»Hubschrauber Christoph 102 kommt«, wurden wir von der Leitstelle informiert. Wir versorgten den Patienten weiter, und wenig später setzte Christoph 102 bereits ganz in der Nähe zur Landung an. Wir übergaben den Patienten mit allen nötigen Informationen, also vermuteter Diagnose und bereits durchgeführter Therapie, an den Kollegen und dessen Team vom Hubschrauber.

Gleichzeitig teilte die Rettungsleitstelle uns und dem Rettungshubschrauber mit: »N. nimmt auf, direkt in den Schockraum.« Wenig später startete der Rettungshubschrauber mit dem Patienten, über den wir später erfuhren, dass er überlebt hatte und nach langem Krankenhausaufenthalt und entsprechenden Rehabilitationsmaßnahmen wieder genesen war.

*

Abschließend zu diesem Kapitel noch einige konkrete Hinweise zum Absetzen eines Notrufs: Wenn Sie mit einer Rettungsleitstelle aus irgendeinem Notfall- grund Kontakt aufnehmen müssen, so ist es unbedingt notwendig, Ruhe zu bewahren und sich kurz innerlich auf die Fragen des Leitstellenmitarbeiters einzustellen. Diese bestehen zunächst aus den »fünf W«:

»Wer meldet?« – eigener Name und Rückrufnummer wegen möglicher Rückfragen.

»Was ist passiert?« – kurze Beschreibung des Notfalls, zum Beispiel ein Unfall oder ein plötzlicher Kollaps.

»Wo ist es passiert?« – genauer Ort, Adresse, eventuell die Umgebung beschreiben.

»Wie viele Betroffene?« – die Zahl möglichst genau angeben.

»Warten« – weitere Rückfragen des Disponenten abwarten.

Ausgebildete Disponenten, die gleichsam Rettungsassistenten und Hauptbrandmeister in Personalunion sind, nehmen Ihren Notruf entgegen und entscheiden auf Basis Ihrer Angaben, welche

Art der Hilfeleistung alarmiert wird, zum Beispiel Rettungswagen, Notarzt oder Feuerwehr, oder ob bei unbedenklichen Krankheitssymptomen die Weitervermittlung des Anrufers an die Kassenärztliche Vereinigung oder einen sonstigen ärztlichen Bereitschaftsdienst erfolgt, ob der Rettungswagen mit Sonderrechten anfährt oder ein Notarzt mitgeschickt wird, ob von der Feuerwehr nur ein Hilfeleistungsfahrzeug oder ein ganzer Feuerwehrzug anfährt.

Um keine wertvolle Information zu vergessen, müssen Sie sich nur eines merken: Auf die nächste Frage warten! Der Disponent fragt Sie so lange, bis er alle relevanten Daten zusammen hat, wobei er in den meisten Fällen von modernen Computerprogrammen unterstützt wird. Daher kann es natürlich vorkommen, dass von dem oben angegebenen Abfrageschema abgewichen wird.

Es gilt: Niemals selbst auflegen – das Telefongespräch beendet immer die Leitstelle.

19.

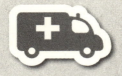

WENN DER KÖRPER ÜBERREAGIERT: ANAPHYLAXIE

Es war warm, circa 26 Grad Celsius, wolkenloser Himmel mit herrlichem Sonnenschein, aber sehr schwül, die Kleidung klebte praktisch am Körper. Ich erhielt über Piepser den Einsatzbefehl zu einer »Anaphylaxie«.

Der Rettungswagen holte mich an der Pforte des Krankenhauses ab und wir fuhren in diesem Falle »kompakt« – also Notarzt mit auf dem Rettungswagen – zum Notfallort an einem See.

Dieser war malerisch in einer Waldlichtung gelegen, viele Bäume und hohes Gras säumten seine Ufer. Zahlreiche Badegäste kamen dort an schönen Sommertagen hin, zur Erholung, zum Schwimmen und zum seligen Nichtstun – insgesamt ein idyllischer, ruhiger Ort.

Unsere Fahrtzeit betrug wegen der größeren Entfernung von unserem Standort fast 20 Minuten. Als wir uns dem Ufer näherten, gestikulierten schon von Weitem einige Badegäste heftig mit den Armen und wiesen uns zu einer kleineren Menschenmenge.

Dort angekommen, sah ich einen kräftigen Mann auf dem Rücken im Gras liegen, mehrere Leute standen um ihn herum, manche von ihnen weinten. Schon der erste Blick auf den Patienten zeigte mir, dass hier höchste Eile geboten war: bleiche Gesichtsfarbe, keine Atembewegungen zu erkennen.

»Reanimation!«

»Weiß jemand, was passiert ist?«, fragte ich dann, während ich den Puls kontrollierte: kein Puls am Handgelenk und an der Halsseite. »Braunüle, Infusion, EKG, Supra«, ordnete ich an, während ich meine Untersuchungen fotsetzte.

»Er ist anscheinend von einer Wespe gestochen worden. Ihm wurde ganz schnell schlecht, und er ist umgefallen«, wurde mir eröffnet.

Pupillen weit, fast schon entrundet, keinerlei Lichtreaktion. Schnell legte ich einen Venenverweilkatheter in eine Ellenbogenvene, eine Infusion wurde angeschlossen. »Supra, Cortison, H1-Blocker!« Im EKG zeigte sich eine totale Nulllinie.

»Wie lange ist das schon her?«, wollte ich wissen. »Wissen wir nicht, vielleicht eine halbe Stunde.«

Intensive Herzdruckmassage, parallel dazu Maskenbeatmung mit reinem Sauerstoff, nochmals Supra gespritzt – weiterhin keinerlei elektrische Herzaktivität auf dem Monitor erkennbar, nur die Ausschläge von unserer Herzdruckmassage.

Währenddessen war von einem der Assistenten das Intubationsbesteck hergerichtet worden, es folgten die schnelle Intubation und die weitere Beatmung mit dem Beatmungsgerät, um den Mitarbeiter wieder frei zu bekommen.

Erneute Gabe von Supra und Fortsetzung der Herz-Lungen-Wiederbelebungsmaßnahmen.

So ging das eine ganze Weile weiter, jedoch ohne irgendwelchen Erfolg. Auf dem EKG-Monitor waren nur die rhythmischen Aktionen der Herzdruckmassage als elektrische Potenziale zu erkennen. Sobald wir diese zur Kontrolle der eigenen Herztätigkeit jedoch kurz unterbrachen, stellte sich sofort wieder die absolute Nulllinie dar. Selbstverständlich wechselten wir uns bei der Druckmassage ab.

Die Kontrolle der Pupillen ergab ebenfalls keine Änderung, sie waren jedes Mal weit und ohne Lichtreaktion. Nach etwa 45 Minuten beendete ich wegen Erfolglosigkeit den Reanimationsversuch.

Was war geschehen? Wahrscheinlich handelte es sich um eine massive anaphylaktische Sofortreaktion bei Überempfindlichkeit beziehungsweise Unverträglichkeit von Wespengift. Es kam in diesem Fall so schnell zu einem Herz-Kreislauf-Versagen, dass jede medizinische Hilfe zu spät kam.

Angehörige waren nicht auszumachen. Ich stellte eine vorläufige Todesbescheinigung aus und überließ das Weitere den zwischenzeitlich eingetroffenen Polizeibeamten, die zunächst einmal weitere Ermittlungen anstellen mussten und dann auch die unangenehme Aufgabe hatten, den Familienmitgliedern die Todesnachricht zu überbringen.

Bedrückt und recht still fuhren wir zurück zum Standort. Es kommt immer eine gewisse depressive Stimmung auf, wenn wir zwar mit vollem Einsatz, aber letztendlich erfolglos gearbeitet haben, noch dazu, wenn es sich wie in diesem Fall um einen relativ jungen, kräftigen Menschen gehandelt hat.

*

Es geschah an einem anderen See, ebenfalls an einem heißen Samstagnachmittag. Der Piepser rief mich zur dortigen DLRG-Station, wieder erhielt ich lediglich die Information: »Anaphylaxie.«

Nach knapp zehn Minuten traf ich ein. Im nicht gerade sehr geräumigen Sanitätsraum der DLRG-Station fand ich auf einer Liege einen Mann mittleren Alters vor, blass, Schweißtropfen auf der Stirn und am ganzen Körper, jedoch leidlich ansprechbar und einigermaßen orientiert. »Wespenstich in den Oberarm vor etwa 12 bis 15 Minuten«, wurde ich informiert.

»Blutdruck 60 zu nicht messbar«, das hieß, dass der untere, diastolische Blutdruckwert nicht zu ermitteln war. »Frequenz 134« – gemeint war die Herzschlagfolge –, »Pupillen seitengleich, ansprechbar, Sauerstoff über Maske 12 Liter.«

Es handelte sich also eindeutig um einen massiven anaphylaktischen Schockzustand. Ich stellte mich kurz bei dem Patienten vor und verlangte gleichzeitig: »Braunüle, Infusion, Supra eins zu zehn, Kortison und H1-Blocker« und teilte den umstehenden Helfern der DLRG meine Arbeitsdiagnose mit: »Anaphylaxie mit massivem Schock, wahrscheinlich auf Wespenstich.«

Während die Medikamente für mich vorbereitet wurden, legte ich am rechten Unterarm eine großvolumige Plastikkanüle und ließ darüber die Infusion »im Schuss« laufen. Anschließend erhielt ich das verdünnte Supra, von dem ich zunächst eine halbe Ampulle spritzte, anschließend das Kortison und den H1-Blocker.

Ich legte vorsichtshalber auch am anderen Arm eine Braunüle und schloss dort eine weitere Infusion an. Die Überwachung des Herz-Kreislauf-Systems, der Sauerstoffsättigung und des Blutdrucks zeigte im Laufe der nächsten Minuten eine leicht abfallende Herzfrequenz und einen diskret ansteigenden Blutdruck. Die Werte waren aber noch nicht ausreichend, sodass ich die zweite Hälfte des Supras verabreichte.

»Wie fühlen Sie sich?«, fragte ich den Patienten. »Schon deutlich besser«, antwortete er mir. »Sind Sie auf Wespenstiche allergisch?«, erkundigte ich mich. Er wusste es nicht, zumindest sei ihm so etwas noch nicht passiert. Die weitere Erholung des Patienten machte gute Fortschritte, die Kaltschweißigkeit verging, Blutdruck und Herzfrequenz erreichten fast Normwerte.

Der Rettungswagen war inzwischen auch eingetroffen und wir vereinbarten, den Patienten in die Klinik zu verbringen. Bevor er aber von den Rettungskräften zusammen mit den DLRGlern auf die bereitstehende Trage gehoben werden konnte, sagte er: »Ich muss unbedingt auf die Toilette!«

»Das geht jetzt nicht, wir geben Ihnen im Retter eine Urinflasche.« – »Nein, ich muss jetzt auf die Toilette, jetzt, ich will keine Flasche!« Ich schüttelte den Kopf: »Sie haben zwei Infusionen, Ihr Blutdruck ist noch recht niedrig, Sie kippen sofort um, Sie können jetzt nicht auf die Toilette! Aber wir holen Ihnen die Flasche hierher.« Doch er insistierte: »Nein, ich muss auf die Toilette, keine Flasche!«

Und bevor wir uns versahen und reagieren konnten, stand er von der Liege auf! Natürlich versagten die Knie, fast kollabierte er vollständig. Wir konnten ihn gerade noch vor einem Fall auf den Boden abfangen.

Jetzt legten wir ihn gleich auf die sowieso schon neben der Liege stehende Trage des Rettungswagens und gaben ihm dann im Wagen eine Urinflasche, die er auch umgehend benutzte. Während der nächsten Minuten erholte er sich wieder recht gut, der Blutdruck war normwertig, das Schwitzen und die Tachykardie waren vollkommen verschwunden und wir brachten ihn ohne weitere Komplikationen in die Klinik, wo er bis zum nächsten Tag stationär bleiben musste.

*

Ein weiteres Beispiel: Wieder wurde ich von der Leitstelle zu einer Anaphylaxie geschickt. Es war abends, also war sie wahrscheinlich nicht durch Wespen oder Bienen hervorgerufen worden, ging es mir während der Anfahrt durch den Kopf. Am Notfallort angekommen, fand ich eine junge Frau, etwa Mitte 30, vor, die am ganzen Körper mit roten, zum Teil etwas zusammenfließenden Flecken übersät war.

»Das juckt«, wurde ich begrüßt.

Nachdem ich mich kurz vorgestellt hatte, forschte ich weiter nach: »Hat Sie irgendetwas gestochen oder haben Sie Medikamente genommen?«

»Ja, ich habe eine Kopfschmerztablette genommen und etwa eine Viertelstunde später fing es zu jucken an und alles wurde rot.«

»Gut, das könnte eine Allergie auf das Medikament sein«, klärte ich die junge Frau auf. »Ja, aber ich habe diese Tabletten doch schon so oft genommen, da ist nie irgendetwas gewesen, ich habe sie immer gut vertragen«, entgegnete sie. »Das spielt keine Rolle. Auch wenn Sie die Tabletten schon immer genommen haben, kann es trotzdem urplötzlich zu einer Unverträglichkeit kommen, so wie Sie sie jetzt haben«, klärte ich die Patientin auf.

Der Rettungswagen war inzwischen eingetroffen, und wir ließen das in diesen Fällen übliche Programm ablaufen, mit Infusion, Kortison und H1-Blocker. Weitere Maßnahmen waren gegenwärtig nicht notwendig und sollten es auch später nicht werden.

Wir brachten die Patientin zur weiteren Überwachung ins Krankenhaus, für den Fall, dass doch noch weitere Reaktionen auftraten, sogenannte Reboundeffekte – nämlich die Wirkung der verabreichten Medikamente nachlässt, die entsprechenden Körperreaktionen auf das Allergen aber noch nicht beendet sind.

*

Bei einem anderen Einsatz mit Anaphylaxie spielte ein weiterer Umstand eine wichtige Rolle: Es war am frühen Abend eines lauen, etwas schwülen Sommerabends, genau die richtige Zeit für Wespen und Bienen. Ich war zu Hause und genoss die Luft auf der Terrasse, als mich der Piepser unmissverständlich zu einem Einsatz befahl. Über Funk wurde mir mitgeteilt, dass es sich um eine »Anaphylaxie, wahrscheinlich auf Wespenstich« handelte. Meine Anfahrtszeit zu dem etwas weiter entfernt liegenden Dorf würde mindestens 15 Minuten betragen.

»Retter kommt«, wurde ich informiert, »HvO ebenfalls auf Anfahrt.« Ein »HvO« ist ein sogenannter Helfer vor Ort, der die Zeit bis zum Eintreffen des Rettungsteams mit ersten Hilfemaßnahmen überbrückt.

Ich fuhr also mit Sonderrechten und nicht gerade langsam, als die Leitstelle sich meldete und mir mitteilte, dass der Helfer vor Ort bereits am Notfallort eingetroffen sei. Wenige Minuten später hörte ich über das Funkmeldesystem:

»RK 44 / 79 /11 an Leitstelle. Kann ich den RK 53 / 94 ansprechen?« RK 53 / 94 war ich, ich schaltete mich also sofort ein: »Sprechen Sie!«

»RK 53 / 94, circa 40-jähriger Mann, Wespenstich im Hals, beginnende Atemnot, mäßiger Schock, Blutdruck 90 zu 60, Tachykardie 126, Zustand verschlechtert sich!«

»Okay, verstanden! Bist du das, Bernd?«, ich hatte in dem Helfer vor Ort einen mir von verschiedenen gemeinsamen Einsätzen her bereits bekannten, erfahrenen Rettungsassistenten wiedererkannt.

»Ja«, bestätigte Bernd.

»Okay, dann Folgendes: Infusion mit großer Viggo …« – »Hab ich schon gelegt«, unterbrach er mich.

»Bestens, Supra auf eins zu zehn verdünnt ganz langsam milliliterweise, dann 500 Milligramm Cortison, eine Ampulle Tavegil oder Fenistil, ebenfalls i. v., okay?«

»Alles verstanden, Supra eins zu zehn, Cortison, Tavegil«, wiederholte er kurz. »Ich beeile mich so gut wie möglich«, beendete ich das Gespräch.

Warum hatte ich hier dem Rettungsassistenten die Notkompetenz zugewiesen?

Die Situation bei einer Anaphylaxie kann sich innerhalb weniger Minuten dramatisch verschlechtern, insbesondere kann der Kreislauf vollkommen zusammenbrechen. Eile war also geboten. Zudem war der Helfer vor Ort mir persönlich als erfahrener Rettungsassistent bekannt. Er hatte inzwischen eine andere Arbeitsstelle angenommen und war nur noch gelegentlich in seiner Freizeit als Helfer vor Ort tätig.

Etwa fünf bis sieben Minuten später traf ich an der Notfallstelle ein, der Retter war noch nicht zu sehen. Eine aufgeregte junge Frau erwartete mich an der Gartenpforte und begleitete mich in den Garten, wo ich auf dem Rasen einen Mann mittleren Alters liegen sah. Mir fiel sofort auf, dass sein Gesicht etwas verschwollen war. Er hatte eine Sauerstoffmaske über Mund und Nase, ein Mann hielt eine Infusion hoch – es war der Nachbar, wie ich später erfuhr – und Bernd maß gerade den Blutdruck.

»100 zu 60«, informierte er mich zur Begrüßung. »Hast du schon Supra gegeben?«, wollte ich wissen. »Ja, alles, was du gesagt hast«, antwortete Bernd. »Okay. Hallo, können Sie mich verstehen?«, wandte ich mich an den Patienten, indem ich mich zu ihm hinunterbeugte.

»Ja«, vernahm ich zwar leise aber deutlich. »Ich bin Dr. Frohlauber. Keine Angst, Sie haben bereits die notwendige Medikation. Wie fühlen Sie sich?« – »Schon etwas besser.«

»Wie ist es mit der Luft?«, ich sah gleichzeitig auf das angeschlossene Pulsoxymeter, das mir einen Wert von über 93 Prozent anzeigte. »Ganz gut«, sagte der Patient.

»Ich lege vorsichtshalber noch eine zweite Infusion an den anderen Arm«, informierte ich einen der inzwischen ebenfalls eingetroffenen Rettungsassistenten.

Während mir dieser die Infusion mit dem nötigen Material herrichtete, konnte ich nun endlich meinen Bekannten begrüßen: »Hallo, grüß dich erst einmal«, rief ich ihm zu. »Ja, grüß dich«, gab er zurück, »alles so gemacht, wie du angeordnet hast, als Erstes hab ich das Supra wegen des Kreislaufs gegeben, dann die anderen Sachen. Er hat sich dann schon leicht besser gefühlt.«

Jetzt legte ich in den anderen Arm eine Plastikverweilkanüle und ließ eine weitere Infusion – jetzt langsamer – einlaufen. Währenddessen wurde auch das EKG angelegt – ein etwas schneller, aber ansonsten unauffälliger Sinusrhythmus –, die Sauerstoffsättigung war weiter angestiegen, ebenso der Blutdruck, was alles vom Rettungsdienstpersonal unaufgefordert und routiniert bestimmt und notiert worden war. Der jetzt wieder recht stabile Patient wurde auf die Trage gelegt und in den Retter gebracht. Dort kontrollierte und protokollierte ich nochmals alle entsprechenden Werte und dann begleitete ich den Patienten in meinem Notarzteinsatzfahrzeug in die bereits vorverständigte Klinik, nicht ohne mich vorher von Bernd mit ein paar freundlichen und lobenden Dankesworten verabschiedet zu haben.

*

Und noch eine kleine Episode am Rande: Notruf zu einem dreijährigen Kind mit »Anaphylaxie«.

Gleichzeitig mit dem Rettungswagen am Notfallort angekommen, traf ich das Kind relativ munter auf dem Fußboden sitzend und spielend an. Bei der körperlichen Untersuchung fielen mir größere, zusammenfließende rötliche Flecken am Oberkörper und an den Armen auf, die untere Körperhälfte war praktisch vollkommen unauffällig. »Das ist doch keine Allergie«, schoss es mir durch den Kopf.

»Hat Ihr Kind in den letzten Tagen Schnupfen und vielleicht eine leichte Bronchitis gehabt? War es so richtig verrotzt?«, erkundigte ich mich bei den aufgeregten Eltern.

»Ja, es hatte einen gescheiten Schnupfen und hat auch gehustet«, antworteten diese. »Ich kann Sie beruhigen, das ist keine Allergie, das sind ganz einfach die Masern.« Ungläubiges Staunen.

»Aber der Junge ist doch geimpft«, wandten sie ein. »Trotzdem können Kinderkrankheiten, wenn auch in abgeschwächter Form, auftreten. Machen Sie sich keine Sorgen, verständigen Sie Ihren Kinderarzt oder Hausarzt.«

Ich erklärte den Eltern noch mit wenigen Worten die Symptome einer Masernerkrankung, wobei sich herausstellte, dass der Junge im Verlauf der letzten 14 Tage praktisch alle Stadien einer Maserninfektion, wenn auch in abgeschwächter Form, durchgemacht hatte.

Während dieser Unterhaltung packten wir unser Equipment wieder ein und verließen, von den Eltern des kleinen Patienten freundlich und erleichtert verabschiedet, die Wohnung.

*

Die Anaphylaxie stellt eine erworbene Überreaktion des Immunsystems dar. Dabei können bestimmte Substanzen im Körper, zum Beispiel Histamin, in hohem Maße freigesetzt werden, wenn vorher ein Antigenkontakt hergestellt worden ist – man spricht von einer »Sensibilisierung«.

Wenn der Körper sensibilisiert ist, kann es bei einem erneuten Zusammentreffen mit dem ursächlichen Allergen zu einer ausgeprägten Schockreaktion kommen. Dieser anaphylaktische Schock ist dann ein lebensgefährlicher Vorgang. Die Blutgefäße werden weit gestellt und es kommt zu einem ausgeprägten Blutdruckabfall. Außerdem kann es innerhalb kurzer Zeit zum Auftreten roter Flecke oder gar kleiner Pustelchen mit deutlichem Juckreiz am ganzen Körper kommen. Die Herzfrequenz steigt an.

Des Weiteren tritt aus den Gefäßen Flüssigkeit in das umgebende Gewebe über, es kommt zur einer Schwellung – was man ganz einfach beobachten kann, denn oft sind gerade das Gesicht und hier wiederum besonders die Schleimhäute betroffen. Das äußert sich in einem Verschwellen oder gar Zuschwellen der Augen, eventuell auch durch beginnende Atemnot, weil gerade die Schleimhäute im Gaumen- und Rachenbereich sehr schnell und heftig reagieren können. Dabei wird zwischen Sofort- (innerhalb weniger Minuten) und Spätreaktion (manchmal erst nach Stunden auftretende Symptomatik) unterschieden.

Hervorgerufen werden können diese Reaktionen durch Insektenstiche, Nahrungsmittel, Medikamente und viele andere Stoffe. Es gilt zu beachten, dass eine Substanz zuvor mehrfach vom Patienten zu sich genommen worden sein kann, ohne dass eine allergische Symptomatik aufgetreten ist.

In allen Fällen ist es wichtig, bei Verdacht auf eine allergische Reaktion unverzüglich ärztliche Hilfe, auch den Rettungsdienst und den Notarzt, in Anspruch zu nehmen, da man nie weiß, wie sich die Angelegenheit weiterentwickelt.

Vonseiten des Notarztdienstes stellen wir in den letzten Jahren eine deutliche Zunahme von allergischen Reaktionen, beginnend bei der leichten Hauterscheinung bis hin zum tödlichen anaphylaktischen Schock, fest. Auf welche Ursachen das zurückzuführen ist, kann ich nicht sagen, es gibt dafür sicher mehrere Erklärungsversuche.

20.

DER WILLE IST DA, ABER WO WAR NOCH MAL DER WEG?

Hinsichtlich Örtlichkeiten widerfuhr mir einmal – und ich bin sicher, dass so etwas nicht nur mir passiert ist – ein Versehen. Ich erinnere mich nämlich an ein kleines Ereignis, das ich nur als »Automatismus beim Fahren« bezeichnen kann:

Im Laufe eines Nachmittags waren zahlreiche Einsätze zu fahren, die aber zufälligerweise alle in denselben Ort führten. Immer musste ich zur Anfahrt also anfänglich dieselben fünf Straßen und dieselben vier Kreuzungen benutzen. Nun folgte dagegen ein Einsatzbefehl, der zwar auch in die ähnliche Richtung, aber eben nicht in denselben Ort wie die anderen Einsätze führte. Nach entsprechender Bestätigung gegenüber der Leitstelle fuhr ich also los und hatte bald alle bekannten Straßen zum fünften Mal an diesem Tag mit Sonder- und Wegerechten passiert.

Ein paar Minuten und bereits weitere vier Straßen weiter meldete ich mich bei der Leitstelle: »Leitstelle, kann ich bitte den RK 53 / 63 ansprechen?« – »Sprechen Sie.«

»RK 53 / 63, wie fahren Sie? Nehmen wir die obere oder die untere Strecke?«, fragte ich. »Wie meinen?«, kam es überrascht zurück. »Ja, fahren wir von oben über A. oder von unten her über O. an?«, präzisierte ich meine Frage.

»Was soll denn das? Wir müssen doch nach D. und nicht wieder wieder nach S.!« Woraufhin ich erst meinen Fehler bemerkte: »Sch … , ich bin wieder in Richtung S. unterwegs! Okay, ich nehme dann die Verbindungsstraße.«

Zum Glück gab es keine weiteren Schwierigkeiten, ich traf zeitgleich mit dem Rettungswagen bei einer älteren Frau ein, die sich bei einem Sturz auf dem Hof den Schenkelhals gebrochen hatte.

*

In einem anderen Fall war es eine Kombination widriger Umstände, die mich in die Irre leitete: In einer Februarnacht schickte mich die

Leitstelle in ein Dorf, gar nicht so klein, Name und Hausnummer werden angegeben, mit dem Hinweis auf »bewusstlose Person«. Hinter der Information »bewusstlose Person« kann sich so ziemlich alles verbergen, wie Sie zwischenzeitlich wissen.

»Leitstelle, haben Sie weitere Informationen?«, erkundigte ich mich also. »Nein, es soll sich um einen Mann handeln, der nicht mehr ansprechbar ist.« – »Wie alt?« – »Können wir nicht sagen, Retter kommt übrigens aus O.«

Also keine weiteren Hinweise. Die Palette der unter diesem Sammelbegriff zusammengefassten Diagnosen ist immens groß und bereitet dem Notarzt auf der Anfahrt manchmal schon gewisse Kopfschmerzen. Er darf sich aber absolut nicht auf eine einzige Diagnoserichtung einstellen, sondern muss mit seinen Gedanken trotzdem offen bleiben, um alle eventuellen Möglichkeiten zu erkennen.

Es war stockdunkel, leichter Schnee fiel, die Straße war glatt, die Sichtweite deutlich eingeschränkt. Nach rutschiger und entsprechend vorsichtiger Fahrt erreichte ich das Dorf und suchte die angegebene Hausnummer. Alles war düster, es gab keinerlei Straßenbeleuchtung, und außerdem: Mein Gott! Da war die Hausnummer 8 und daneben die Nummer 5, dahinter die 11 – alles vollkommen durcheinander! Es war auch noch kein Retter da, dessen blitzende Blaulichter mir den Weg zur angegebenen Hausnummer hätten weisen können ... nein, nichts zu sehen, nur Schneeflocken und Dunkelheit.

Ich fuhr hin und her, die besagte Hausnummer war nicht zu finden. Was sollte ich tun? Irgendwie musste ich mir jetzt helfen: »Leitstelle, haben Sie eine Rückrufnummer? Dann rufen Sie bitte an und sagen, es soll jemand herauskommen. Ich stehe da und finde die Hausnummer nicht!« – »Nein, wir haben keine Rückrufnummer, sorry«. Würde heutzutage nicht mehr passieren, aber damals ...

Was blieb mir also übrig? Ich blieb in der vermuteten Ortsmitte stehen, schaltete zusätzlich zum bereits laufenden Blaulicht einfach das Martinshorn an und ließ die Tonfolgen laufen, in der Hoffnung, dass mich jemand hörte, den ich fragen konnte. Dieser Lärm war in der Stille der Nacht schon markdurchdringend.

Tatsächlich ging nach kurzer Zeit hinter einem Fenster Licht an, ein Mann öffnete. Ich schaltete sofort das Martinshorn ab.

»Was is'n los?«, rief er nach unten. »Grüß Gott, ich bin Notarzt und suche die Hausnummer 25!«, rief ich zurück. »Weiß ich nich«, kam es schroff von oben. »Und kennen Sie den Herrn Meyer?«, versuchte ich erneut mein Glück. »Na, wer soll'n des sein?«, war die Antwort. »Der Mann muss akut erkrankt sein, man hat mich angerufen«, erklärte ich.

Währenddessen war auch die Frau des Mannes hinzugekommen. Ich hörte die beiden tuscheln, konnte aber nichts verstehen.

»Meine Frau meint, das kann nur der Schmidl sein, der war in letzter Zeit krank«, meinte der Mann schließlich. »Ja, aber der Patient heißt Meyer«, erwiderte ich. »Na, na, das muss schon der Schmidl sein. Passen'S auf, da fahren Sie jetzt amal gradaus und dann die zweite Straße rechts, dann das dritte Haus auf der linken Seite, des muss es sein.«

Ich wiederholte den mir beschriebenen Weg, bedankte mich, fuhr in die angegebene Richtung und richtig, nach kurzer Zeit fand ich ein Haus mit beleuchteten Fenstern. Es handelte sich um die gesuchte Adresse mit der richtigen Hausnummer. Schnell informierte ich per Funk den noch nicht eingetroffenen Rettungswagen über den Anfahrtsweg und begab mich dann in das Haus.

Der Mann war bereits wieder aus seiner Bewusstlosigkeit erwacht, die Besatzung des nach wenigen Minuten ebenfalls eingetroffenen Rettungswagens unterstützte mich in der Diagnostik und Therapie – es handelte sich wahrscheinlich um eine sogenannte Synkope unklarer Ursache, da alle wichtigen Parameter im Normbereich lagen – und ich überredete den Patienten, mit uns in die Klinik zur weiteren Abklärung zu kommen, um den Grund des plötzlichen Bewusstseinsverlustes abzuklären.

Unter dem Begriff »Synkope« versteht man eine plötzlich auftretende Störung der Hirndurchblutung mit Bewusstseinsstörungen. Als Ursachen können Herzrhythmusstörungen, Hypotonie, Kreislaufstörungen, Lungenembolie, zerebraler Anfall oder auch Unterzuckerung infrage kommen. Davon später jedoch noch einmal mehr.

Während der Vorbereitungen zur Abfahrt erkundigte ich mich beim Patienten, wieso im Ort niemand seinen richtigen Namen kannte, zumindest nicht die Personen, die ich gefragt hatte. Die Erklärung: Er und seine Familie waren im Dorf nur unter dem Namen ihres Hauses bekannt und dieser war eben »Schmidl«. Schon sein Vater und sein Großvater waren beide Schmied der Gemeinde gewesen, sodass sich der sogenannte Hausname nun auch für ihn erhalten hatte. Das gelte im Übrigen für die meisten Dorfbewohner.

Die eigentlichen Namen vieler Dorfeinwohner schienen zumindest den älteren Einheimischen, und auf einen solchen war ich wohl bei meiner Erkundung gestoßen, überhaupt nicht bekannt zu sein. Das mit den Hausnamen sei typisch für zahlreiche Höfe und Dörfer in dieser Gegend.

Für ein zusätzliches Durcheinander sorgten in vielen Dörfern und Siedlungen die Hausnummern. Früher wurden diese je nach Bauantrag vergeben. Da die Baugrundstücke aber immer an ganz verschiedenen Orten innerhalb des Bebauungsgebietes lagen und die zugehörigen Hausnummern auch einfach der Reihe nach vergeben wurden, kam es in einer Straße zu den unmöglichsten Folgen der einzelnen Nummern, und ein Finden war ohne entsprechende Ortskenntnis praktisch nicht möglich. Zwischenzeitlich hat man diese Problematik vielerorts erkannt und beginnt, die Nummern neu zu ordnen und mit entsprechenden Hinweisschildern zu versehen.

Es ist manchmal wirklich nicht ganz einfach, ohne entsprechende Hilfe von außen einen bestimmten Notfallort zu finden. Das galt hauptsächlich für die Zeit vor der »Navigationsära«. Neben vollständig fehlenden oder nur verdeckt angebrachten Hausnummern war es eine besondere Schwierigkeit, zurückgesetzte Häuser oder Anwesen zu finden. Hier war manchmal fast detektivischer Spürsinn gefragt, wodurch natürlich wertvolle Zeit verloren gehen konnte. Während es bei Einsätzen in der freien Natur, auf Feldwegen oder in Waldgebieten, besonders aber in landwirtschaftlichen Gebieten, meistens einen Einweiser gab, der den Weg ab einer bestimmten Stelle beschrieb oder zeigte, war dies leider anderenorts häufig nicht der Fall, und so konnte es ohne Weiteres passieren, dass man erst einmal am Notfallort vorbeifuhr.

Dies galt besonders für Neubaugebiete, die gerade in der Erschließung waren und wo es weder Straßennamen noch Hausnummern gab. Seit Einführung der entsprechenden Navigationsgeräte auf den Notarzteinsatzfahrzeugen und den Rettungsfahrzeugen hat sich dies allerdings deutlich gebessert und die entsprechenden Notfallorte sind heute im Allgemeinen leicht und ohne Komplikationen zu erreichen. Eine weitere Verbesserung geht dahin, dass von der Leitstelle der Einsatzort direkt auf das Navi überspielt wird – dies ist aber vielerorts noch Zukunftsmusik.

21.

EIN ECHTES CHAMÄLEON: HYPOGLYKÄMIE

Einsatzbefehl von der Leitstelle am zeitigen Morgen: »Bewusstlose Person, eventuell Hypoglykämie.« Nach kurzer Fahrt erreichte ich zusammen mit dem Rettungswagen die angegebene Adresse.

Dort fanden wir im Schlafzimmer einen bewusstlosen Mann vor, tiefe, schnarchende Atmung, Puls gut zu tasten. Pupillen seitengleich. Schweißnasse Stirn. Während der kurzen Untersuchung erkundigte ich mich bei den Angehörigen: »Seit wann ist sein Zustand so, dass er nicht mehr ansprechbar ist?«

»Das wissen wir nicht, als ich heute früh aufwachte, lag er so neben mir«, entgegnete mir die Ehefrau. »Ist Ihr Mann zuckerkrank?«, fragte ich nun aufgrund der bekannten Information durch die Leitstelle. »Ja, er spritzt Insulin«, entgegnete die Frau. »Wann zuletzt?«, fragte ich. »Gestern Abend.«

»Wann genau und wie viel?«, hakte ich nach. »Das weiß ich nicht, wahrscheinlich wie immer«, gab sie vage zurück. »Hat er normal zu Abend gegessen?« – »Nein, nur ganz wenig.«

Während dieser kurzen Unterhaltung hatte ich bereits einen Arm frei gemacht, eine Venenverweilkanüle gelegt, etwas Blut zur Blutzuckerbestimmung abgenommen und an den Rettungsassistenten weitergereicht. Ich schloss eine bereits vorbereitete Infusion an.

»Blutzucker 31 Milligrammprozent«, wurde mir nur Sekunden später mitgeteilt. »Bitte Kontrolle aus Fingerbeere«, beauftragte ich meine Mitarbeiter. Mittels eines kleinen Stiletts wurde aus einer Fingerbeere nochmals ein Tropfen Blut abgenommen und abermals untersucht.

Das Monitorbild des zwischenzeitlich angeschlossenen EKG-Gerätes zeigte mir einen unauffälligen Herzstromkurvenverlauf.

»29 Milligrammprozent«, wurde mir zugerufen, und gleichzeitig reichte mir ein Rettungsassistent bereits eine fertig aufgezogene Spritze: »Glukose, 40 Prozent, 10 Milliliter«, informierte er mich. Nach dem ersten Blutzuckerergebnis hatte der Assistent bereits die Injektion vorbereitet, da er natürlich den Ablauf bei einer Hypoglykämie kannte.

»Infusion auf G5 wechseln«, sagte ich zum Assistenten, während ich nach Kontrolle der Glukosespritze diese ganz langsam verabreichte. G5 ist eine Infusion, die 5 Prozent Glukose enthält.

»Nochmals 40-prozentige Glukose«, erbat ich mir. Nachdem ich auch diese langsam injiziert hatte, begann sich der Patient zu bewegen, zu stöhnen, schlug schließlich nach ein paar Minuten die Augen auf und sah sich ganz erstaunt und ungläubig um.

»Grüß Gott, ich bin der Notarzt, Sie hatten eine Unterzuckerung«, sprach ich ihn an, bekam aber noch keine Antwort.

Ich ließ mir nochmals eine Glukosespritze geben und verabreichte davon die Hälfte. »Was ist los?«, fragte daraufhin plötzlich der Patient, der sich zusehends erholte. Mit denselben Worten wie zuvor klärte ich ihn noch einmal über das Geschehen auf.

»Ich weiß gar nichts mehr, ich bin gestern Abend ins Bett gegangen und normal eingeschlafen. Wie denn das alles?«

Ich erzählte ihm, dass seine Frau ihn morgens nicht wecken konnte und daher den Rettungsdienst angerufen hatte.

»Haben Sie gestern Abend gespritzt?«, fragte ich dann und er antwortete: »Ja.«

»Und wie viel?«, wollte ich wissen. »Meine normale Dosis«, sagte er. »Und haben Sie auch normal gegessen?« – »Nein, ich habe mich nicht ganz so gut gefühlt, und darum habe ich fast nichts mehr gegessen.«

Somit war natürlich alles klar: Die übliche Insulindosis ohne die notwendige Nahrungszufuhr führte bei einem Diabetiker zu einer massiven Hypoglykämie. Die weiteren Kontrollen des Blutzuckers in entsprechenden Abständen zeigten jetzt nach einem aufgrund der Glukosegaben etwas überschießenden Wert ein unauffälliges Profil.

Nachdem sich sein ganzer Zustand deutlich verbessert hatte, klärte ich den Patienten über die Notwendigkeit der neuen Insulineinstellung auf und teilte ihm mit, dass wir ihn deswegen in die Klinik bringen müssten, womit er vollkommen einverstanden war.

Während des Transportes erzählte er uns dann, dass er in letzter Zeit schon öfter »so ein Zittern« gespürt habe und manchmal auch ganz unruhig gewesen sei. Wenn er dann etwas gegessen habe, sei es schnell wieder besser geworden. Höchstwahrscheinlich waren dies auch schon leichte Unterzuckerungen gewesen.

*

Ein anderer Einsatzauftrag lautete genauso: »Bewusstlose Person, wahrscheinlich Hypoglykämie.«

Als ich bei der Patientin eintraf, fand ich eine komatöse, nicht ansprechbare Patientin vor, tiefe Atmung, Puls gut tastbar, normal weite, seitengleiche, auf Licht reagierende Pupillen.

»Seit wann ist die Patientin in diesem Zustand?«, fragte ich die Umstehenden. »Das wissen wir nicht, als wir gingen, war noch alles in Ordnung, und als wir heimkamen, lag sie so da«, antworteten diese. »Und wann sind Sie weggegangen?«, erkundigte ich mich. »Na ja, so um halb acht, da gehen wir immer zur Arbeit.« Ich schaute auf die Uhr: 17:15 Uhr. »Und den ganzen Tag war keiner da?«, hakte ich nach. »Nein.«

»Ist die Patientin zuckerkrank?«, fragte ich nun. »Ja, aber bis jetzt ist nie etwas gewesen, sie nimmt regelmäßig ihre Tabletten ein«, erhielt ich zur Antwort.

Die inzwischen ebenfalls eingetroffene Besatzung des Rettungswagens legte ein EKG an, die Blutdruckmessung und die Sauerstoffsättigung gaben fast normale Werte.

Unaufgefordert reichte man mir eine Plastikverweilkanüle, ich führte diese in die Vene ein und ließ von der kleinen Blutmenge aus dem Stahlmandrin den Blutzucker bestimmen. »Über 600«, wurde mir gesagt. »Kontrolle«, forderte ich. Der Rettungsassistent gewann mittels eines Stiletts einen kleinen Blutstropfen aus einer Fingerbeere der anderen Hand. »Über 600«, wurde der erste Wert bestätigt.

Damit stand die Diagnose eines Zuckerkomas fest, in diesem Fall lag aber eine ausgeprägte Blutzuckererhöhung, also Hyperglykämie vor, keine Unterzuckerung oder Hypoglykämie.

Die Kontrolle der übrigen vitalen Parameter wies keine wesentlichen Abweichungen von der Norm auf. Nach Anlegen einer zweiten Infusion verbrachten wir die weiterhin komatöse Patientin unter entsprechender Überwachung in die Klinik, wo der Blutzucker anfänglich mit Insulin und später wieder mit Tabletten neu eingestellt wurde.

Nicht jede Bewusstlosigkeit ist bei einem zuckerkranken Patienten auf eine Unterzuckerung zurückzuführen, es kann natürlich auch eine Blutzuckerentgleisung nach oben die Ursache für das Koma sein. Meistens sind jedoch die sogenannten Hypoglykämien Anlass für einen Anruf bei der Rettungsleitstelle.

Auf den Rettungswagen und auch in den Notarzteinsatzfahrzeugen wird gegenwärtig kein Insulin mitgeführt, da dieses gekühlt aufbewahrt werden muss.

*

Noch ein anderer, amüsanter Fall von Hypoglykämie: Ich wurde mit obiger Verdachtsdiagnose zu einer älteren bewusstlosen Dame gerufen. Zusammen mit dem Rettungswagen traf ich ein und fand eine komatöse Patientin in einem Schlafsessel liegend vor. Die schnelle, aber gewissenhafte Kontrolle der vitalen Parameter erbrachte keine Auffälligkeiten, so weit alles in Ordnung, Augenbindehaut allerdings gering gerötet.

»Seit wann ist der Zustand Ihrer Frau so?«, fragte ich den dabeistehenden Ehemann. »Na ja, das hat sich langsam entwickelt«, antwortete dieser. »Ist sie zuckerkrank?«, fragte ich nach. »Ja, sie nimmt täglich eine Tablette, bisher ist alles immer gut gewesen, da war niemals was.«

Nachdem ich nebenbei eine Braunüle in eine Vene gelegt hatte, ließ ich den Blutzucker bestimmen.

»145 Milligrammprozent«, wurde mir mitgeteilt – also vollkommen in Ordnung.

»Hat Ihre Frau Medikamente eingenommen?«, forschte ich weiter beim Ehemann nach und dieser entgegnete mir: »Nein, sie nimmt sonst nichts.«

Allmählich kam mir die ganze Angelegenheit etwas seltsam vor, kein Anhalt für einen Schlaganfall, keine äußerlichen Verletzungen, kein Anhalt für eine Tablettenvergiftung, keine vitale Gefährdung. Ein Koma vollkommen unklarer Ursache, etwas eigenartig.

Ich beugte mich wieder über die Patientin und nahm diesmal einen ganz leichten Apfelgeruch in der Ausatmungsluft wahr. Aha: »Hat Ihre Frau vielleicht ein Schnäpschen oder ein Likörchen getrunken?«, fragte ich den Mann. »Meine Frau trinkt nicht«, war die empörte Antwort. Vorsicht, dachte ich mir, denn ich wusste aus Erfahrung, je empörter die Reaktion, desto wahrscheinlicher die Annahme.

»Nimmt sie irgendwelche anderen Sachen, zum Beispiel Herzstärkungsmittel oder sonst etwas, ein?«, hakte ich also nach. »Ja, ich hole es«, und er brachte neben einer anderen kleinen Flasche eine recht große, nur noch halb volle Flasche Melissengeist.

Jetzt war natürlich alles klar. Die Dame hatte einen ganz gehörigen Rausch vom Melissengeist, der ja eine recht hohe Alkoholkonzentration aufweist.

Als ich den Ehemann darauf aufmerksam machte, wollte er es zuerst nicht wahrhaben und stritt alles vehement ab, dann war er etwas geschockt, trug es schließlich und endlich aber doch mit einer gesunden Portion Humor. Nun sei ihm auch klar, warum er aus der Drogerie immer Melissengeist mitbringen sollte: »Aber sie sagte doch immer, dass es ihre Medizin sei!«

Wir brachten die Patientin in die Klinik, der dort festgestellte Blutalkoholwert betrug über 1,8 Promille. Am nächsten Tag konnte die Patientin – ob mit oder ohne Kater, entzieht sich meiner Kenntnis – in gutem Zustand von ihrem Ehemann abgeholt werden.

*

Die Hypoglykämie, also Unterzuckerung, stellt eine insgesamt recht häufige Indikation für den Notarzteinsatz dar. Man versteht darunter einen Abfall des Blutzuckers auf Werte unter 50 Milligrammprozent, der Normalbereich liegt im Vegleich dazu allgemein zwischen 60 bis 115 Milligrammprozent.

Immer wieder auftretende Hypoglykämien auch geringer Intensität können zu Schädigungen der Gehirnzellen führen – schnelles Handeln ist daher erforderlich.

Ursache sind in den meisten Fällen Diät- oder Therapiefehler bei Diabetikern. Die blutzuckersenkenden Medikamente werden falsch dosiert, zum falschen Zeitpunkt oder in falscher Kombination eingenommen, oder es werden die entsprechenden Mahlzeiten, nach denen sich die Medikamenteneinnahme ja richtet, weggelassen oder in der Menge verringert.

Aber auch plötzlich auftretende andere Erkrankungen, wie Infektionen, Magen-Darm-Erkrankungen mit Durchfall und Erbrechen können aufgrund der veränderten Aufnahme der Zuckerstoffe in den Körper eine Veränderung des Blutzuckerprofils sowohl nach oben als auch nach unten hervorrufen. Dessen ungeachtet können natürlich auch Menschen, die nicht an einer Zuckerkrankheit leiden und daher keine entsprechenden Medikamente einnehmen oder Insulin spritzen müssen, unter einer plötzlich auftretenden Hypoglykämie leiden.

Das kann bei starker körperlicher Belastung, ausgeprägten Stresssituationen oder nach hohem Alkoholkonsum vereinzelt vorkommen. Weiterhin sind natürlich verschiedene andere Krankheiten dazu prädisponiert, Unterzuckerungen auszulösen, zum

Beispiel Tumore der Bauchspeicheldrüse, Hyperinsulinismus und andere.

Meist beginnen die Symptome bei einer Unterzuckerung mit zunächst leichter innerer Unruhe, Muskelzittern, Heißhungergefühlen und Frösteln. Es kommt zu kalten Schweißausbrüchen, Gähnen und Müdigkeit. Weiter kann örtliche und zeitliche Desorientiertheit auftreten, Doppelbilder können erscheinen, die Bewegungen werden unkoordiniert.

Bei solchen ersten Anzeichen einer beginnenden Unterzuckerung, die der Diabetiker meist recht gut kennt, sollte dem bewusstseinsklaren Patienten etwas gesüßter Tee oder Traubenzucker verabreicht werden. Auch zuckerhaltige Nahrung ist möglich, aber wie gesagt nur bei vollkommen ansprechbaren Patienten, die noch orientiert und kooperativ sind. Ist es hingegen bereits zur Somnolenz oder gar Bewusstseinseintrübung gekommen, darf dem Patienten nichts mehr zugeführt werden, da die Schutzreflexe aussetzen können und es zur Aspiration der Nahrung kommen kann. In diesen Fällen sollten unmittelbar der Rettungsdienst und der Notarzt verständigt werden, die dann mit entsprechender Therapie – meist Glukoseverabreichung – den Blutzuckerwert wieder zu Normwerten anheben können.

Wie gezeigt ist nicht jede Hypoglykämie wirklich eine Unterzuckerung, und man kann sich auf die Symptome nur verlassen, wenn man einmal, besser zweimal, den Blutzucker bestimmt hat. Die Hypoglykämie ist ein echtes Chamäleon und kann alle möglichen Krankheitsbilder vortäuschen und den Arzt auf eine vollkommen falsche diagnostische Fährte locken, wovor auch ein erfahrener Notarzt nicht immer gefeit ist.

So habe ich es erlebt, dass – wie an anderer Stelle beschrieben – ein vermeintlicher Schlaganfall in Wirklichkeit eine Unterzuckerung war. Vereinzelt waren auch akute Tobsuchtsanfälle auf eine Hypoglykämie zurückzuführen und sogar eine mutmaßliche Gallenkolik stellte sich als massive Verminderung des Blutzuckerwertes heraus.

Da sich die Möglichkeit, den Blutzucker im Blut zu bestimmen, in den letzten Jahren stark verbessert hat und im Gegensatz zu den Anfängen heute praktisch nur noch fünf bis zehn Sekunden für das Stechen in die Fingerkuppe und weitere fünf Sekunden für die Bestimmung des Blutzuckergehaltes im Blut mittels vollautomatischer Blutzuckermessgeräte benötigt werden, ist heute bei etwas auffälligen Patienten eine Blutzuckerbestimmung im Rettungswagen unabdingbar.

Noch schneller geht es, wenn man beim Legen der Venenverweilkanüle gleich den kleinen Blutstropfen, der sich im Mandrin befindet, auf den Messstreifen des Blutzuckergerätes aufbringt – fünf Sekunden, und man braucht zudem den Patienten nicht zusätzlich in die Fingerkuppe oder ins Ohrläppchen zu piksen. Persönlich lasse ich grundsätzlich bei allen Patienten, die eine Venenverweilkanüle gelegt bekommen – und das sind bei einem Notarzteinsatz praktisch alle –, den Blutzucker bestimmen und habe dabei manche Überraschung im Sinne deutlich erhöhter Werte erlebt, von denen die Patienten bisher nichts wussten. Ich spreche dabei nicht von Werten von 150 bis 200 Milligrammprozent, sondern von solchen über 400 Milligrammprozent, die zum Teil noch recht symptomlos vorhanden sein können. Schon manches vermeintliche Zuckerkoma, also drastisch erhöhter Blutzucker, stellte sich bei der Glukosebestimmung als Zuckerschock, Unterzuckerung, heraus und umgekehrt.

Nach Feststellung einer Unterzuckerung wird der Notarzt hochprozentige Glukose vorsichtig und langsam in die Vene verabreichen und parallel dazu eine gering zuckerhaltige Infusionslösung einlaufen lassen. In den meisten Fällen kommt es innerhalb weniger Minuten zum Aufklaren des Patienten und dieser fragt dann meistens ganz erstaunt, was eigentlich geschehen sei. Alles Weitere ergibt sich dann situationsgebunden, zum Beispiel ob der Patient mit in die Klinik muss oder ob er zu Hause gelassen werden kann.

In der Vorära der Blutzuckermessung im Rettungswagen oder am Notfallort wurde bei fraglicher Blutzuckerentgleisung, also entweder nach unten im Sinne einer Hypoglykämie oder nach oben im Sinne eines Zuckerkomas, vom Notarzt immer Glukose intravenös verabreicht; entweder wachte der Patient wieder auf, dann handelte es sich um eine wirkliche Unterzuckerung, oder der Patient blieb komatös, dann lag wahrscheinlich ein Zuckerkoma vor. Selbst im Zuckerkoma ist es nicht von ausschlaggebender Bedeutung, ob beispielsweise der Blutzucker bei 600 Milligrammprozent liegt oder durch die zusätzliche Gabe von Glukose auf 650 Milligrammprozent ansteigt. Entscheidend in solchen Fällen ist bei Vorliegen einer Hypoglykämie allein die Tatsache, dass der Blutzucker möglichst schnell angehoben und in den Normbereich gebracht wird.

*

Eine plötzlich auftretende Unterzuckerung kann nicht nur viele andere Bilder einer internistischen oder psychiatrischen akuten Erkrankung vortäuschen, sondern kann auch vereinzelt zu Verkehrsunfällen führen. So habe ich es in folgendem Fall erlebt:

»Verkehrsunfall in K. Fahrer bewusstlos«, wurden wir über die Leitstelle informiert und trafen wenige Minuten nach Alarmierung an der gemeldeten Unfallstelle ein.

Neben einem im Frontbereich vollständig demolierten Auto erblickten wir zunächst eine Reihe von Menschen, die um einen auf dem Boden liegenden jungen Mann herumstanden oder -knieten.

»Was ist passiert?«, erkundigte ich mich und beugte mich gleichzeitig zu dem etwas benommenen Patienten. »Wir kennen ihn, der hat Zucker«, informierten mich die Umstehenden.

»Braunüle, Blutzucker«, wies ich meine Assistenten an und wandte mich gleichzeitig an den Patienten: »Können Sie mich verstehen?« Nur ein leichtes Kopfnicken. Puls gut zu tasten, Pupillen normal weit, sie reagierten gut auf Licht. Leichtes Schwitzen auf der Stirn. Ansonsten primär keine äußerlichen Verletzungen zu erkennen.

Man reichte mir die Venenverweilkanüle, schnell war eine Vene punktiert, ich reichte den Mandrin weiter, um daraus den Blutzucker bestimmen zu lassen, und schloss zunächst die Infusion an.

»39 Milligrammprozent«, teilte mir nur Sekunden später ein Assistent mit und reichte mir gleichzeitig eine aufgezogene Spritze mit der zugehörigen Ampulle: »Glukose 40 Prozent, 20 Milliliter.« Die Assistenten hatten aufgrund der Mitteilung der Umstehenden bereits diese Glukose vorbereitet. Nach kurzer Kontrolle der Ampulle injizierte ich langsam die Zuckerlösung und nach wenigen Minuten wurde der Patient bereits ansprechbar, war aber noch sehr verlangsamt. »Nochmals 10 Milliliter Glukose 40 Prozent und zusätzlich 30 Milliliter 40-prozentige in die Infusion zuspritzen.«

Kurze Zeit später verabreichte ich noch einmal dieselbe Menge, woraufhin der Patient praktisch vollkommen wach wurde. »Was ist denn passiert?«, wollte er wissen. »Ich weiß noch, dass ich Auto gefahren bin und plötzlich war alles weg.«

»Sie hatten einen Unfall. Sind Sie zuckerkrank?«

»Ja, aber ich bin gut eingestellt und hatte bisher noch nie Schwierigkeiten. Ich habe meine normalen Einheiten gespritzt, es war alles wie immer«, erzählte er. »Wie lange ist das her?«, erkundigte ich mich. »Wie viel Uhr haben wir jetzt?« Ich nannte ihm die Uhrzeit und er sagte: »Na ungefähr eineinhalb Stunden.«

Der während dieser Unterhaltung durchgeführte Body-Check erbrachte keine Auffälligkeiten, außer kleinen Prellmalen vom Sicherheitsgurt. »Blutzucker jetzt 145 Milligrammprozent«, wurde ich informiert. Die Mitarbeiter hatten unaufgefordert mittels kleiner Lanzette und einem Stich in die Fingerbeere den Blutzucker erneut bestimmt.

»Okay, Infusion etwas langsamer«, es war die Infusion, die ja auch noch die 30 Milliliter hochprozentige Glukose enthielt. »Kontrolle in fünf Minuten, bitte EKG.« – »Klar.«

Da es dem Patienten jetzt gut ging, schaute ich mir die gesamte Situation einmal an.

Das Auto war anscheinend in einer Rechtskurve zunächst auf die linke Straßenseite, dann auf den Randstreifen gekommen, hatte zwei nacheinander stehende Verkehrsschilder überfahren und war dann halb schräg gegen eine aus Ziegeln bestehende Schuppenmauer geprallt, und zwar so heftig, dass eine Reihe von großen Rissen im Mauerwerk entstanden war; mir erschien die Wand nicht mehr sehr stabil. Die in der Zwischenzeit ebenfalls eingetroffenen Polizeibeamten wollten sich darum kümmern.

Jetzt erhielt ich auch den neuen Blutzuckerwert: »112 Milligrammprozent.« – »In Ordnung, Infusion ein klein wenig schneller«, wies ich daraufhin an. Es war nämlich wichtig, dass der Patient, der ja Insulin gespritzt hatte, jetzt nicht wieder in eine Unterzuckerung gelangte. Darum die Infusion mit der Glukose, denn so konnte ich den Blutzuckerspiegel durch Veränderung der Tropfgeschwindigkeit immer wieder korrigieren.

Alles war so weit im grünen Bereich und der Rettungswagen fuhr den Patienten zur Kontrolle und eventuellen Neueinstellung in die Klinik, während ich die Rückfahrt zu meinem Standort antrat, weil eine Begleitung meinerseits nicht notwendig war.

Dieser Unfall ging sehr glimpflich aus, außer dem Sachschaden war nichts Ernsthaftes passiert. Aber was wäre gewesen, wenn zufällig ein Auto entgegengekommen wäre oder Kinder auf dem Randstreifen gespielt hätten? Der Unfall hatte sich in einem Dorf abgespielt.

Ich bin mir fast sicher, dass manch ungeklärter Unfall – zum Beispiel auf schnurgerader Straße – auf eine plötzlich aufgetretene Hypoglykämie von Diabetikern zurückzuführen ist. Es ist mir jedoch nicht möglich, einen entsprechenden Änderungsvorschlag zu machen. Man kann ja schließlich nicht allen Diabetikern verbieten, Auto zu fahren!

22.

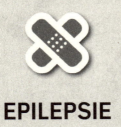

EPILEPSIE

Viele Einsätze fahre ich wegen sogenannter Epi-Anfälle. So geschah es auch eines Nachmittags im Frühjahr. Ich wurde in eine Kleinstadt beordert, in der von einem Wohlfahrtsverband ein Pflegeheim mit angeschlossener Rehabilitation und geschützter Werkstatt unterhalten wurde.

Nach kurzer Fahrt am Zielort eingetroffen, erwartete man mich schon am Eingang des großen, mehrstöckigen Gebäudes und führte mich anschließend durch zahlreiche verwinkelte Gänge, treppauf und treppab – wie soll ich da nur wieder herausfinden? – zu einem jungen Mann.

Bereits der erste orientierende Blick zeigte mir, dass er das Vollbild eines massiven Krampfanfalles aufwies. Vier Pflegekräfte hielten den auf dem Boden liegenden, wild zuckenden und um sich schlagenden, nicht ansprechbaren Patienten vorsichtig fest und achteten darauf, dass er mit seinen Armen und Beinen und insbesondere mit dem Kopf nirgends gegenschlug.

»Wir haben ihm schon eine Rektiole Diazepam gegeben, aber das hat nichts genützt«, wurde ich kurz informiert. Zum Glück traf in diesem Moment auch der Rettungswagen ein, und ich ließ mir von der Besatzung als erste Maßnahme Midazolam, ein sehr schnell wirkendes Beruhigungs- und Schlafmittel, aufziehen.

»Wie lange geht das schon?«, wollte ich wissen. »Bestimmt mehr als 20 Minuten. Wir haben den Anfall bemerkt, ihm erst das Diazepam als Rektiole gegeben, und nachdem es nicht besser geworden ist, haben wir die Leitstelle angerufen. Na, und dann hat es ja auch noch mal ein paar Minuten gedauert, bis Sie kamen.«

Mithilfe aller Anwesenden konnte ich schließlich eine Vene am Arm punktieren und langsam das Beruhigungsmittel injizieren. Obwohl es sich um ein rasch wirkendes Medikament handelte, wurde der Patient nur zögerlich etwas ruhiger, die Situation war absolut noch nicht im Griff, nur die Zuckungen der Extremitäten und auch des Körpers wurden etwas weniger intensiv. Das angelegte Pulsoxymeter zeigte zwar eine deutliche Tachykardie, aber auch eine gute Sauerstoffsättigung. Von dieser Seite drohte also keine Gefahr und es war zunächst kein Eingreifen erforderlich.

Bereits nach wenigen Minuten nahm die Krampfintensität jedoch wieder deutlich zu, sodass ich eine zweite Ampulle Midazolam verabreichen musste. Auch diesmal gab es nur eine relativ kurze Wirkungsdauer, der Anfall war also so nicht zu durchbrechen, es handelte sich um einen sogenannten Status epilepticus. Zwischenzeitlich hielten die Pflegekräfte den Patienten an Händen und Füßen weiterhin behutsam so fest, dass er sich nicht verletzen konnte.

»Thiopental 500 Milligramm«, ordnete ich an, »Intubationsbereitschaft, Sauerstoffgabe 10 Liter über Maske.«

Diese Vorsichtsmaßnahme war unbedingt nötig, denn aufgrund der vorgesehenen Gabe eines Barbiturates konnte es in Kombination mit dem bereits gegebenen Beruhigungsmittel zu einer Potenzierung der Wirkung kommen, was einen Atemstillstand hervorrufen kann. Aber lieber einen kurzfristigen Atemstillstand in Kauf nehmen, den ich ohne Weiteres entweder durch Maskenbeatmung oder durch Intubation und Beatmung beherrschen konnte, als weiterhin die ständigen Anfälle, die seine Gehirnzellen schädigten.

Nachdem ich das Medikament kontrolliert hatte und alles für ein schnelles Eingreifen bereitlag, begann ich es langsam, 50-milligrammweise, zu injizieren. Nach 150 Milligramm wurde der Patient deutlich ruhiger, das unkontrollierte Schlagen von Armen und Beinen ließ nach und hörte nach weiteren 50 Milligramm der Substanz vollkommen auf. Er atmete ruhig und gleichmäßig, die Sauerstoffsättigung lag mit den angegebenen 10 Litern über Maske im oberen Normbereich, die Herzfrequenz ging ganz langsam zurück. Über die liegende Venenverweilkanüle ließen wir anschließend langsam eine Infusion laufen. Wir legten noch, wie üblich, ein EKG an, die Kontrolle der Pupillenreaktion war unauffällig.

Natürlich war der Patient nach diesen vielen Beruhigungsmitteln nicht ansprechbar – das war auch so gewollt –, aber zu intubieren brauchte ich nicht, weil er selbst sehr gut atmete.

Zur weiteren Diagnostik und auch medikamentösen Einstellung wurde er anschließend in die Klinik gebracht. Während des Transportes gab es keine weiteren Auffälligkeiten.

*

Ein weiterer Fall von Epilepsie, der aber ganz anders verlief:

Wieder war ein Mann mittleren Alters betroffen, der aufgrund eines früheren Schädel-Hirn-Traumas an sogenannten posttraumatischen epileptischen Anfällen litt. Nach längerer anfallsfreier Zeit erlitt er jedoch wieder eine Attacke. Die Angehörigen waren entsprechend geschult und hatten ihm bereits ein Zäpfchen mit einem vom Hausarzt verordneten Medikament gegen eventuelle Anfälle rektal eingeführt.

Als wir am Notfallort eintrafen, war der Anfall vorbei. Die Angehörigen entschuldigten sich quasi für den Aufwand, »aber wissen Sie, das hat heute etwas länger gedauert, bis die Wirkung vom Zäpfchen einsetzte, und darum haben wir vorsichtshalber angerufen.«

Ich beruhigte die Angehörigen und versicherte ihnen, dass wir lieber umsonst kamen als zu spät.

Wir führten noch die üblichen Routineuntersuchungen bei dem lediglich etwas benommenen Patienten durch, maßen den Blutdruck und die Sauerstoffsättigung und machten ein EKG, dann erfolgte ein kurzer neurologischer Check von mir, alles war im grünen Bereich, wie man so schön sagt, und nach kurzer Verabschiedung und mit dem Hinweis »wenn jetzt in absehbarer Zeit wieder ein Anfall auftritt, rufen Sie bitte sofort die Rettungsleitstelle an. Ansonsten wenden Sie sich morgen an den behandelnden Arzt ...« verließen wir die Wohnung. Dies konnte mit ruhigem Gewissen geschehen, denn der Patient selbst und seine Angehörigen waren über die Erkrankung informiert und wussten, was im Bedarfsfall zu tun war.

Besonders dramatisch sind die »Erstanfälle« eines Krampfanfalles – insbesondere eines epileptischen Anfalles. Dies gilt für den Betroffenen selbst, insbesondere aber auch für die Angehörigen, die plötzlich mit einer Situation konfrontiert werden, mit der sie vorher noch nie zu tun hatten. Ein Erstanfall kann nämlich aus verschiedensten Ursachen von frühester Kindheit bis ins hohe Alter hinein auftreten.

Die Familienmitglieder sind bei derartigen Sachlagen immer ganz entsetzt und können den Zusammenhang nicht recht verstehen. In solchen Fällen war es mir immer ein Anliegen, nach entsprechender Versorgung des Patienten und wenn dieser wieder ruhig und entspannt war, die Angehörigen kurz über die Therapiemöglichkeiten aufzuklären und ihnen die möglichen Perspektiven aufzuzeigen.

Bei der Epilepsie, von der es viele verschiedene Formen und Unterarten gibt, handelt es sich um ein unvermittelt auftretendes Krampfleiden, dem keine äußerlichen Ursachen wie Sturz auf den Kopf oder Ähnliches vorausgehen. Sie wird als »Fallsucht« bezeichnet, weil der Betroffene wie vom Blitz getroffen zusammenbricht, oder auch als »Krampfleiden«. Meist handelt es sich um einen »generalisierten« oder »großen« Krampfanfall, der mit Bewusstseinsverlust, Sturz, Verkrampfungen und Zuckungen von Armen und Beinen einhergeht. Oft findet sich ein Zungenbiss, weil auch die Kaumuskulatur mit beteiligt ist. Im Zweifelsfall ist dies auch ein mögliches diagnostisches Kriterium zur Beurteilung, ob ein epileptischer Anfall vorgelegen hat. Allerdings heißt das nicht, dass, wenn kein Zungenbiss vorliegt, es auch kein solcher Anfall gewesen ist.

Meistens enden epileptische Anfälle nach wenigen Minuten unvermittelt, sodass der verständigte Rettungsdienst und der Notarzt häufig erst eintreffen, wenn die eigentliche Attacke schon wieder vorbei ist und sich der Patient eventuell nur noch in der sogenannten nachepileptischen Schlaf- oder Müdigkeitsphase befindet. Trotzdem kann sich der Betroffene natürlich durch Stürze, durch Verletzungen wegen der Muskelverkrampfungen oder durch das unkontrollierte Schlagen gegen Gegenstände während des Anfalles erheblich verletzen. Dauern die Anfälle länger als circa vier bis fünf Minuten, oder folgen mehrere derartige Anfälle schnell aufeinander, ohne dass der Erkrankte zwischendurch wieder vollkommen wach wird, sprechen wir von dem oben bereits erwähnten Status epilepticus.

Bei jedem erstmaligen Krampfanfall sollten grundsätzlich, auch wenn dieser noch so kurz und wenig intensiv war, der Rettungsdienst und der Notarzt alarmiert werden. Das gilt natürlich ganz besonders beim Status epilepticus, denn hier kann es zu nicht wiederherstellbaren Schädigungen des Gehirns kommen, der Verlauf kann sogar tödlich enden.

Patienten, die an epileptischen Anfällen leiden, sind meistens bereits auf diese medikamentös eingestellt und müssen regelmäßig, ähnlich wie Diabetiker, ihre Arzneien einnehmen. Bei meinen Einsätzen wegen Epilepsie hörte ich immer wieder, dass der betreffende Patient jahre- oder sogar jahrzehntelang keine Anfälle mehr gehabt hatte und nun völlig überrascht war, dass trotz der regelmäßig eingenommenen Medikamente wieder ein solcher aufgetreten war. Andere Patienten haben stets ein Notfallset mit einem Notfallmedikament zur Beendigung eines Anfalles bei sich, weil sie häufiger unter Anfällen leiden. Dieses Notfallmedikament kann bei Bedarf von darin geübten Personen verabreicht werden, entweder als kleines Klistier beziehungsweise Zäpfchen in den Enddarm oder als Tropfen in die Wangentasche.

23.

DIE PLÖTZLICHE BEWUSSTLOSIGKEIT: SYNKOPEN

Unter einer Synkope versteht man eine akute Bewusstseinsstörung bei plötzlich auftretender Minderdurchblutung des Gehirns, die ihrerseits wiederum viele Ursachen haben kann. Dafür kommen zum Beispiel Herzrhythmusstörungen, plötzlicher Blutdruckabfall, Lungenembolie, zerebraler Krampfanfall (Epilepsie), Unterzuckerung und andere infrage. Dabei ist es, wie natürlich in allen anderen Fällen auch, notwendig, möglichst schnell die Ursache für die Synkope zu eruieren und so schnell wie möglich abzustellen. Ein paar Beispiele sollen das belegen.

*

Das gesamte Rettungsteam wurde auf einen weiter entfernt liegenden Acker gerufen mit dem Hinweis, ein Traktorfahrer sei plötzlich vom Fahrersitz gefallen und rühre sich nicht mehr.

Bei unserer Ankunft lag der Patient auf dem Feld und kam gerade wieder langsam zu sich. Nach Überprüfung der Lebensfunktionen, die auffallenderweise alle im Normbereich lagen, und Anlegen einer Infusion – die einen offenen Venenzugang gewährleisten sollte, denn man weiß nie, wie sich eine Sache entwickelt – ließ ich mir vom Patienten erzählen, was vorgefallen war.

Er berichtete, dass er sich in seinem Fahrersitz umgedreht hatte, weil er den Pflug hinter sich umstellen wollte. Plötzlich sei ihm schwarz vor Augen geworden und »dann weiß ich nichts mehr«.

»Hatten Sie so etwas schon vorher einmal?«, fragte ich ihn. »Ja, jetzt wo Sie mich fragen, mir ist schon manchmal etwas schwindlig geworden, wenn ich auf dem Trecker zurückschaute«, antwortete er. »Was meinte denn Ihr Hausarzt dazu?«, erkundigte ich mich. »Dem habe ich nichts davon erzählt, warum auch, das war ja immer auch gleich wieder weg.«

In der Zwischenzeit hatten wir den Patienten in den Rettungswagen gebracht und das EKG angelegt, das eine vollkommen unauffällige Herzstromkurve aufwies, wenn es auch in der Frequenz etwas langsam war. Ansonsten bei allen geprüften Parametern und gemessenen Werten keinerlei Auffälligkeiten.

Mir kam ein Gedanke: »Ich werde jetzt mal bei Ihnen etwas versuchen, keine Angst, vielleicht finde ich die Ursache für die Schwindelanfälle und für die heutige plötzliche Bewusstlosigkeit bei Ihnen heraus.« Ich wandte mich an den Rettungsassistenten: »Alupent und Atropin, Ambubeutel und Maske bereitlegen.«

Als alles fertig war, drückte ich unter laufender EKG-Schreibung dem Patienten leicht auf beide Halsschlagadern, und siehe da: plötzliche auffallende Frequenzverlangsamung des Herzens auf ein Viertel des Ausgangswertes.

»Mir wird etwas schwindelig«, teilte mir der Patient mit. Ich ließ natürlich sofort wieder los und nach wenigen Sekunden erholte sich auch die Frequenz, erst langsam, dann schnell, um sich schließlich auf Normaltempo einzustellen.

»Sie haben einen sogenannten hypersensitiven Carotissinus«, konnte ich den Patienten nun aufklären, »das heißt, eine bestimmte Stelle in Ihren Halsschlagadern reagiert besonders empfindlich auf Druck. Diese bestimmten Stellen üben einen Einfluss auf die Herztätigkeit aus und es kann zur Verlangsamung oder gar zum Stillstand Ihres Herzschlages kommen. Wenn Sie den Kopf stark drehen, kommt es bei Ihnen zu einem derartigen Druck auf das Gefäß, und es wird Ihnen, weil Ihr Herz plötzlich langsamer schlägt oder gar stehen bleibt, schwindelig oder Sie werden sogar, wie vorhin geschehen, ohnmächtig. Das wird man in der Klinik noch genauer untersuchen und mit Tests ausmessen, aber ich bin sicher, Sie bekommen einen Schrittmacher, und dann haben Sie diese Probleme nicht mehr.«

Die Untersuchungen in der Klinik bestätigten meine Verdachtsdiagnose dann auch und ein Herzschrittmacher löste das Problem.

*

Etwas Ähnliches habe ich bei einer Geigenspielerin erlebt. Es handelte sich um eine junge Frau, die gerne Geige spielte und entsprechend oft übte. Eines Nachmittags wurden wir zu besagter Frau gerufen, die wohl plötzlich zusammengebrochen war. Bei unserem Eintreffen war sie bereits wieder klar und berichtete, dass in dem Moment, als sie die Geige unter der linken Kinn- und Halsseite ansetzte, ihr ganz kurz schwindelig und dann schwarz vor Augen wurde.

Nach Überprüfung der vitalen Parameter, die alle vollkommen in Ordnung waren, und nach sicherheitshalber erfolgter Anlage einer Infusion sowie eines EKGs fragte ich sie: »Haben Sie das früher auch schon mal gehabt?«

»Nein, noch nie, nur manchmal ist mir beim Spielen ein wenig schwindelig, aber ich bin nie ohnmächtig geworden«, sagte sie. »Sind Sie bei anderen Gelegenheiten auch schon mal schwindelig oder ohnmächtig geworden?«, fragte ich weiter. »Nein eigentlich nicht, nur wenn ich manchmal den Kopf drehe«, woraufhin ich sie aufforderte: »Drehen Sie bitte einmal den Kopf vorsichtig nach links.« Die Patientin tat wie gebeten. Ich konnte am EKG einen deutlichen Abfall der Herzfrequenz, der jedoch nicht kritisch war, feststellen und bat sie, den Kopf wieder nach vorne zu drehen, wobei sich die Frequenz wieder langsam normalisierte.

Also war auch hier die Ursache der Bewusstlosigkeit zumindest in den Grundsätzen klar, auch hier handelte es sich um einen hypersensitiven Carotissinus. Jedes Mal, wenn sie die Geige an die linke Halsseite ansetzte, übte sie einen Druck auf den Carotissinus aus, und je nachdem, wie stark dieser Druck war, führte er zu einer Herzschlagverlangsamung beziehungsweise zu einem kurzen Herzstillstand mit allen kreislaufbedingten Folgen.

Ich klärte die Patientin über die Ergebnisse der Untersuchung und über meine Vermutung auf. Das Angebot, sie mit in die Klinik zu nehmen, lehnte sie kategorisch ab, da sie erst mit ihrem Hausarzt und mit ihren Angehörigen sprechen wollte. Diese Entscheidung musste ich akzeptieren, da keine akute Gefährdung der Patientin bestand. Ich wies sie lediglich an, bis auf Weiteres keine Geige mehr zu spielen und auch den Kopf nicht zu stark zu drehen.

Wenige Tage später kam sie dann doch in die Klinik, die Verdachtsdiagnose wurde bestätigt, ein entsprechender Bedarfsschrittmacher wurde implantiert, und seit dieser Zeit traten keine rhythmusbedingten Beschwerden mehr auf, sie konnte ohne Schwindel Geige spielen.

Nicht wenige Patienten leiden an immer wieder auftretenden Kreislaufproblemen. Besonders betroffen davon sind diejenigen, die von Natur aus an einem niedrigen Blutdruck leiden. Müssen sie, aus welchen Gründen auch immer, längere Zeit stehen oder aus dem Liegen beziehungsweise Sitzen plötzlich aufstehen, kann es bei ihnen zu einem Absacken des Blutes in die Beine kommen, und das Gehirn wird dadurch weniger mit Sauerstoff versorgt. Bei derartigen plötzlichen Mangelzuständen der Hirndurchblutung kann es zu Bewusstseinsstörungen kommen – die typische Orthostase oder Synkope.

Die Einsätze wegen plötzlicher Bewusstlosigkeit beziehungsweise Synkopen sind gar nicht so selten. Solange es sich wirklich nur um einen Kreislaufkollaps handelt, ist die Angelegenheit mittels einer Infusion und eventuell einem blutdrucksteigernden Medikament schnell getan, und man kann dem Patienten, wenn er wieder vollkommen wach ist, einfach eine Cola oder eine Tasse Kaffee verabreichen lassen. Eine Klinikeinweisung ist in diesen Fällen meist nicht nötig – solange jemand beim Patienten bleiben und sich weiter um ihn kümmern kann. Ganz anders sieht es aus, wenn als Ursache der Synkope schwere Herzrhythmusstörungen, ein Schlaganfall, ein Krampfanfall oder Ähnliches infrage kommen. Dann muss wie in den oben beschriebenen Situationen gehandelt werden.

*

Die Leitstelle wurde von Angehörigen verständigt, weil ein männliches Mitglied der Familie unmittelbar nach dem Mittagessen plötzlich zusammengebrochen war. Er habe aber keine Brustschmerzen. Unter dem Stichwort »Kollaps« beziehungsweise »Synkope« wurden wir daraufhin notfallmäßig zum Ort des Geschehens geschickt.

Bei der angegebenen Adresse fanden wir im Esszimmer auf dem Boden liegend einen Mann mittleren Alters, blass, leicht schwitzend, nur bedingt ansprechbar.

»Grüß Gott, wir sind vom Rettungsdienst, wie geht es Ihnen?«, stellte ich uns vor und überprüfte rasch seine Pupillen: seitengleich.

»Schon besser«, kam etwas zögerlich seine Antwort. »Haben Sie irgendwo Schmerzen?«, fragte ich. »Nein.«

»Wir messen mal den Blutdruck. Keine Angst, es passiert nichts«, erklärte ich ihm und forderte ihn auf: »Bewegen Sie bitte einmal den rechten Arm ... Gut, nun den linken ...«, die Motorik an allen Extremitäten war unauffällig.

Während einer der Assistenten den Blutdruck maß, fragte ich den Patienten, was geschehen war. »Wir haben gerade zu Mittag gegessen und kurz nachdem ich fertig war, wurde mir plötzlich schlecht, ich schwitzte, und dann weiß ich nichts mehr. Ich kam erst wieder zu mir, als ich auf dem Boden lag.«

»Blutdruck 80 zu 60 Millimeter Hg«, teilte mir derweil einer der Rettungsassistenten mit. »Gut, wir legen eine Infusion mit einer Ampulle Akrinor an«, ordnete ich an. Akrinor ist ein Kreislaufmittel. »Sauerstoffsättigung 96 Prozent, Frequenz 114«, wurde ich weiter informiert.

Während ich die Venenverweilkanüle in den rechten Unterarm platzierte, überlegte ich, was wohl der Grund für diesen plötzlichen Kollaps gewesen sein konnte.

»Blutzucker«, ich reichte den Mandrin mit der kleinen Restblutmenge weiter. Der andere Assistent legte die Elektroden für das EKG an und ich wandte mich erneut an den Patienten: »Haben Sie so etwas schon einmal gehabt?«

»Eigentlich nicht, mir ist nur manchmal nach dem Essen etwas schlecht und manchmal schwitze ich auch.«

Die vorbereitete Infusion wurde an die liegende Verweilkanüle angeschlossen und lief im Strahl.

»BZ 156 Milligrammprozent«, also vollkommen in Ordnung. Natürlich, wenn der Patient schon öfter nach dem Essen derartige Symptome gehabt hatte, wenn auch nicht so ausgeprägt, dann konnte es sich nur um ein sogenanntes Dumping-Syndrom handeln, also eine Sturzentleerung des Magens. Mir wurde der ausgedruckte EKG-Streifen gereicht, er zeigte einen unauffälligen, altersentsprechenden Herzstromkurvenverlauf. »Blutdruck 120 zu 85, Frequenz 96«, wurde ich weiterhin informiert.

Ich klärte den Patienten, der sich jetzt zusehends erholte, über meine Vermutung auf und fügte hinzu: »Es geht Ihnen so weit wieder gut, auch ansonsten scheint alles in Ordnung zu sein. Ihre Werte liegen im Normbereich. Ich nehme Sie nicht mit ins Krankenhaus, Sie können hierbleiben. Die Infusion lassen Sie, wenn sie eingelaufen ist, von Ihren Angehörigen entfernen.«

Während dieses kurzen Gespräches hatte sich der Patient mit aller Vorsicht selbstständig aufgerichtet und wir führten ihn zu einem bereitstehenden Sessel. Wir wiesen die Angehörigen, die vollkommen einverstanden waren, ein, wie die Plastikkanüle entfernt wurde, und ließen ihnen Tupfer und Pflaster da.

»Hier auf dem Protokoll steht alles drauf, auch meine Vermutungsdiagnose. Geben Sie das morgen Ihrem Hausarzt, der wird alles Weitere veranlassen«, sagte ich abschließend und wir packten unsere Sachen zusammen. Die nochmalig durchgeführte Kontrolle der vitalen Parameter war unauffällig, der Patient fühlte sich wieder sichtlich wohl. »Wenn akut etwas sein sollte, dann rufen Sie sofort wieder an«, baten wir die Angehörigen nach kurzer Verabschiedung noch einmal. Gehört haben wir nichts mehr!

Auch in diesem Fall handelte es sich um eine Synkope im Sinne einer plötzlich auftretenden Bewusstlosigkeit aufgrund eines ausgeprägten Blutdruckabfalls, hier wahrscheinlich hervorgerufen durch ein sogenanntes Dumping-Syndrom: Darunter versteht man eine »Sturzentleerung« der Nahrung aus dem Magen in den Dünndarm. Der Begriff kommt aus dem Englischen: »to dump« bedeutet »plumpsen, herausfallen«, womit dieses Krankheitsbild ganz plastisch beschrieben ist. Es ist allerdings nicht sehr häufig.

Die Folge dieser Sturzentleerung sind vasomotorische Störungen im Bereich der kleinen Blutgefäße im Bauchraum. Diese Adern werden, hervorgerufen durch eine Irritation des sie umgebenden feinen Nervengeflechtes, weit gestellt, wodurch eine ganze Menge Blut in sie hinein versackt und für den Kreislauf nicht mehr zur Verfügung steht. Das hat natürlich einen plötzlichen Blutdruckabfall bis hin zum Kollaps und zur Bewusstlosigkeit zur Folge. Im Gegensatz zum Spätdumping nach einigen Stunden tritt das Frühdumping unmittelbar nach einer reichlichen Nahrungsaufnahme auf.

Dies alles und noch mehr läuft zunächst unter dem Einsatzstichwort »Synkope«. Wie gesehen, ist dieses Einsatzspektrum sehr vielschichtig und umfassend, aber immer interessant.

24.

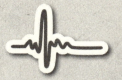

HERZVERSAGEN MIT LUNGENÖDEM

Plötzliche Erkrankungen des Herzens oder des Kreislaufsystems stellen ebenfalls ein weites Einsatzspektrum des Notarztes dar. Es sind dies die akuten Ereignisse wie zum Beispiel Herzinfarkt, Herzrhythmusstörungen oder Lungenembolien, sowie die plötzliche Verschlechterung bestehender Herzkrankheiten wie etwa Herzmuskelschwächen verschiedener Ursache oder plötzliches Pumpversagen bei Bluthochdruckkrisen.

Die akute Herzmuskelschwäche ist eine Erkrankung, die sich nach relativ langer symptomloser Zeit urplötzlich verschlechtern und zu lebensbedrohlichen Zuständen führen kann. Insbesondere ist dies der Fall, wenn andere gesundheitliche Veränderungen hinzukommen. Zahlreiche derartige Situationen mit Herzversagen habe ich im Laufe meiner Tätigkeit versorgt, in diesem Zusammenhang möchte ich ein Beispiel herausgreifen.

Während der späten Abend- beziehungsweise frühen Nachtstunden wurde ich zu einem Einsatz alarmiert, bei dem es lapidar hieß: »Akute Atemnot.« Am Notfallort führten mich die Angehörigen in den ersten Stock eines großen Bauernhauses. Schon während ich die Treppe hinaufeilte, hörte ich durch die geöffnete Tür deutliche Rasselgeräusche. Oben angekommen, sah ich eine circa 60-jährige, etwas korpulente Patientin, die, halb im Bett sitzend, deutlich nach Luft rang. Ausgeprägte Blauverfärbung von Lippen, Nasenspitze und Ohrläppchen, auch die Fingerspitzen waren bläulich. Immer wieder hustete sie und brachte recht viel rötlich gefärbten Schleim hervor. Ihre Stirn war schweißbedeckt. Wegen ihrer starken Atemnot war eine verbale Kontaktaufnahme mit der Patientin nicht möglich, nur durch Zeichen tat sie mir kund, dass sie keine Luft bekäme – aber das war ja offensichtlich.

Zum Glück traf bald der Rettungswagen ein und wir verabreichten der Patientin als dringlichste Maßnahme Sauerstoff in hoher Dosierung über die Atemmaske.

Obwohl mir die Arbeitsdiagnose bereits klar war, ließ ich mir ein Stethoskop geben und hörte die beiden Lungenhälften ab: deutliche brodelnde Rasselgeräusche über allen Lungenabschnitten – Lungenödem.

Parallel dazu wurde die Sauerstoffsättigung über Pulsoxymeter gemessen: »76 Prozent, Frequenz 126«, teilte mir ein Rettungsassistent mit, »Druck 210 zu 110«, ergänzte der andere. Damit war bestätigt, was ich vorher bereits vermutet hatte, nämlich dass es sich um ein Herzversagen mit Lungenödem handelte, wahrscheinlich ausgelöst durch eine Bluthochdruckspitze.

Die Patientin war wirklich sehr schlecht dran. »Nitro, zwei Hub«, forderte ich an, um den hohen Druck im Lungenkreislauf der Patientin zu senken. Ein Assistent sprühte ihr zwei Hübe unter die Zunge.

Neben dieser Maßnahme hatte ich der Patientin eine Braunüle in eine Vene platziert und ihr darüber 80 Milligramm Furosemid, ein harntreibendes Medikament, verabreicht, um die Vorlast zum Herzen zu senken. Zusätzlich injizierte ich noch eine halbe Ampulle Morphin, um die Patientin in einen etwas ruhigeren Zustand zu versetzen. Im ausgedruckten EKG-Streifen fanden sich außer einer schnellen Herzschlagfolge und einer deutlichen Absenkung der Endstrecke, die auf eine Minderdurchblutung der Herzkranzgefäße hindeutete, keine weiteren Auffälligkeiten, insbesondere keine Rhythmusstörungen.

»Sauerstoffsättigung 77 Prozent«, wurde ich informiert. »Gut, beziehungsweise schlecht, Intubation, Achter Tubus, Midazolam«, informierte ich meine Mitarbeiter.

Aufgrund der schlechten Sauerstoffverhältnisse in der Peripherie entschloss ich mich zur Intubation und Beatmung, in der Hoffnung, ihren schlechten Zustand so verbessern zu können. Nachdem die Patientin schon das Morphin erhalten hatte, gab ich nur vorsichtig das Midazolam und beatmete sie gleichzeitig von Hand mit der Atemmaske, womit ich im Laufe der nächsten Minuten wenigstens eine Sättigung von 84 Prozent erreichte, was natürlich auch noch nicht ausreichend war.

Nachdem sie tief genug eingeschlafen war, konnte ich den Beatmungstubus leicht und ohne Schwierigkeiten, aber ganz langsam, in die Luftröhre einführen. Nach Überprüfung der richtigen Lage – beide Lungenseiten wurden gleichmäßig belüftet – schlossen wir das Beatmungsgerät an und stellten es auf Automatik mit 100 Prozent Sauerstoff.

»Siebener PEEP!«, wollte ich haben, damit trotz Ausatmung ein Überdruck im Bronchialsystem bestehen blieb. So sollte ein weiterer Übertritt von Flüssigkeit aus dem Haargefäßsystem der Lungenbläschen in die Lungenbläschen hinein und damit in das Bronchialsystem vermieden werden. Der kontrollierte Blutdruck war auf 200 zu 100 Millimeter Hg zurückgegangen, die Herzfrequenz nahm ebenfalls etwas ab.

»Ebrantil, 5 Milligramm«, war das nächste Präparat, das ich verabreichte, um den hohen Blutdruck noch etwas weiter zu senken und damit das Herz zu entlasten.

»Nochmals 40 Milligramm Furosemid«, ließ ich mir reichen und injizierte erneut dieses Medikament.

Nun warteten wir unter Überwachung der vitalen Parameter ein paar Minuten ab. Der Patientin ging es langsam etwas besser, der Schweiß auf der Stirn ließ nach, die Herzfrequenz ging deutlich zurück und die Sauerstoffsättigung stieg langsam an. Auch die oben beschriebenen Blauverfärbungen waren bald nicht mehr vorhanden beziehungsweise deutlich gebessert.

Der Blutdruck fiel auf 160 zu 95 Millimeter Hg zurück. Nun brachten wir die Patientin unter Beibehaltung der Beatmung sowie der sonstigen Überwachung in den Rettungswagen und fuhren mit Sonderrechten in die von uns vorinformierte Klinik und dort direkt auf die Intensivstation.

Zwei Wochen später konnte die Patientin, medikamentös neu eingestellt, entlassen werden.

25.

AKUTER ASTHMAANFALL

Das Asthma bronchiale, besonders der akute Asthmaanfall, stellt für jeden Patienten nicht nur eine deutliche Beeinträchtigung hinsichtlich seiner Atmung dar, mit Luftnot, die sich bis zur Todesangst steigern kann, sondern es kommt im Laufe der Zeit auch zu einer zunehmenden Belastung für sein Herz.

Es handelt sich beim Asthma bronchiale um eine chronische entzündliche Erkrankung der Atemwege mit dauerhaft bestehender Überempfindlichkeit auf bestimmte Substanzen oder Substanzgruppen. Dabei man muss zwischen einem normalen Asthma bronchiale einerseits und einem akuten Asthma-Anfall andererseits unterscheiden.

Bei einem Asthmaanfall treten erhebliche Atemnot, Husten und pfeifende Atmung auf, die Beschwerden sind aber deutlich intensiver als beim normalen Asthma. Meist sind die Patienten auf ihr Asthma durch den Hausarzt mittels verschiedener Sprays oder auch Tabletten recht gut eingestellt, sie kennen die Symptomatik und können gut auf leichte Verschlechterungen reagieren. Immer wieder kann es jedoch in entsprechenden Situationen, die natürlich auch manchmal aus Angstgründen psychogen überlagert sind, zu akuten Asthmaanfällen kommen, die dann für den Patienten wirklich gefährlich werden können. Derartiges habe ich häufig erlebt und möchte beispielhaft von einem Fall berichten.

Es war Frühjahr und die Gräserblüte hatte voll eingesetzt, alle möglichen Pollen waren in der Luft. Ein Piepseralarm rief mich mit dem Hinweis »Asthmaanfall« zusammen mit dem Rettungswagen in eine Gartenkolonie.

Bei meiner Ankunft dort fand ich einen älteren Herrn vor, der schwer atmend auf der kleinen Terrasse auf der Vorderseite seines Gartenhäuschens am Tisch stand und, die Hände auf dem Tisch aufstützend, nach Luft rang. Er setzte also bereits die Atemhilfsmuskulatur mit ein. Ein ausgeprägter Brustkorb, ein sogenannter Fassthorax, mit hochgezogenen Schultern verstärkte diesen Eindruck noch.

Auch ohne Stethoskop war zu hören, dass es sich um einen schweren Asthmaanfall handelte, die Luft entwich beim Ausatmen nur langsam und pfeifend. Stirn schweißig, Puls sehr schnell.

»I krieg ka Luft net«, presste er hervor. »Asthma bekannt?«, fragte ich vorsichtshalber noch einmal. »Ja, allergisch auf Gräser«, keuchte er. Alles war klar, allergisches Asthma bronchiale mit jetzt schwerem Anfall.

Zwischenzeitlich hatte ihm ein Rettungsassistent die Sauerstoffmaske vor das Gesicht gehalten. Das Pulsoxymeter zeigte einen deutlich verminderten Sauerstoffgehalt des peripheren Blutes und eine hohe Herzfrequenz an. »Wie viel?«, fragte mich der Assistent kurz. »Nur 2 bis 3 Liter zunächst«, erwiderte ich, um eine CO_2-Narkose zu vermeiden.

»Wenn es für Sie gut ist, bleiben Sie so stehen, ich lege Ihnen eine Nadel in den Arm und spritze Ihnen etwas, damit der Anfall zurückgeht«, sagte ich, an den Patienten gewandt. Er nickte zustimmend.

»250 Kortison, Infusion mit Euphyllin, Diazepam 10 Milligramm.« Die Assistenten reichten mir das Injektionsset, und ich konnte ohne Mühe eine Vene am rechten Unterarm punktieren, an der wir zunächst die vorbereitete Infusion anschlossen. Ich ließ diese nur langsam tropfen, um nicht, durch das Euphyllin bedingt, die Herzfrequenz noch weiter zu steigern.

»Blutzucker 146 Milligrammprozent«, wurde ich informiert – also okay. Dann verabreichte ich langsam das vorbereitete Kortison.

Minuten später hatte ich den Eindruck, dass es anfing, dem Patienten etwas besser zu gehen. Er stand immer noch am Tisch und hielt sich fest. »So, wir holen jetzt zunächst unseren Sitzstuhl und setzen Sie dann vorsichtig hin.« Er nickte. Wir platzierten den Stuhl genau hinter ihm und er ließ sich dann langsam und behutsam mit unserer Hilfe hineinfallen. Der Patient war sichtlich erleichtert.

Ganz langsam besserte sich sein Zustand, die Herzfrequenz ging zurück und die Atmung wurde etwas freier, der Bronchialspasmus ließ nach. Nun spritzte ich ihm noch eine kleine Menge des Diazepams, um ihm ein wenig die Angst zu nehmen. Ich habe nämlich die Erfahrung gemacht, dass kleine Dosen eines entsprechenden Beruhigungsmittels den Patienten bei einem Asthmaanfall recht guttun, man darf nur die Dosis nicht zu hoch ansetzen, um nicht eine zusätzliche Atemdepression zu provozieren. Nach insgesamt etwa 20 Minuten hatte sich der Patient sichtlich erholt, der Anfall war praktisch durchbrochen. Das soll nicht heißen, dass er sich mit dem Atmen nicht noch schwertat, aber im Vergleich zu vorher …

»Wie fühlen Sie sich jetzt?«, fragte ich. »Besser, i krieg wieda ä Luft«, antwortete er erleichtert. »Wir bringen Sie jetzt in unser Fahrzeug und dann ins Krankenhaus.« Er nickte nur, er war sichtlich erschöpft.

Im Retter wurde er auf die Liege umgebettet, wobei die Lehne praktisch senkrecht gestellt wurde.

Im EKG zeigte sich eine deutliche Rechtsherzbelastung, Herzfrequenz und Sauerstoffsättigung hatten akzeptable Werte erreicht, es war kein Schweiß mehr auf der Stirn. Beim Auskultieren hörte ich immer noch eine deutliche Spastik über allen Lungenabschnitten, aber ansonsten ging es dem Patienten signifikant besser. Ohne weitere Auffälligkeiten während der Fahrt konnten wir ihn in nachhaltig gebessertem Zustand in der Notaufnahme der Klinik übergeben.

Später wurde uns mitgeteilt, dass er erneut auf seine Allergien getestet und mit Medikamenten neu eingestellt worden war.

26.

MUTWILLEN UND SEINE KOSTEN: ALKOHOLVERGIFTUNG

Zur Einstimmung auf das folgende Kapitel in Auszügen ein Zitat aus SPIEGEL Online vom 28.12.2010:

Junge Alkoholiker: Krankenkasse beklagt Komasauf-Boom. Die Zahlen sind alarmierend: Immer mehr Jugendliche betrinken sich so hemmungslos, dass sie in die Notaufnahme gebracht werden müssen, berichtet die Krankenkasse DAK. In einigen Bundesländern haben sich die Fälle innerhalb von zehn Jahren annähernd verdoppelt.

Hamburg – Einen besonders hohen Anstieg beim sogenannten Komasaufen gab es nach Zahlen der Krankenkasse im Jahr 2009 in Rheinland-Pfalz mit 1664 Fällen (plus elf Prozent zu 2008) und Niedersachsen mit 2685 Fällen (plus 10,3 Prozent zu 2008). In Berlin kamen 408 Kinder und Jugendliche nach Alkoholmissbrauch in ein Krankenhaus, das war ein Zuwachs von sechs Prozent.

Die DAK bezieht sich auf Zahlen der Statistischen Landesämter für die Gruppe der Zehn- bis 20-Jährigen; es liegen aber noch nicht für alle Länder Daten vor.

(...)

In Nordrhein-Westfalen mussten 2009 sieben Prozent mehr Jugendliche volltrunken stationär aufgenommen werden als im Vorjahr – insgesamt 6578. In Bayern (5316 Fälle, plus 3,5 Prozent) und Baden-Württemberg (4028 Fälle, plus 1,7 Prozent) verlief die Entwicklung weniger dramatisch. In allen genannten Ländern bedeuteten die Zuwächse gleichzeitig auch Höchststände.

Insgesamt sind mehr Jungen als Mädchen betroffen und die Altersgruppe der 15- bis 20-Jährigen ist stärker vertreten als die jüngeren Kinder. Im Vergleich zu 2003 haben aber die Jüngeren und auch die Mädchen überproportional zugelegt. »Die aktuellen Zahlen sind alarmierend«, sagte der DAK-Landeschef in Rheinland-Pfalz, Michael Hübner. »Wir müssen das Thema dringend auf den Stundenplan setzen.«[*]

---

[*] http://www.spiegel.de/wissenschaft/mensch/junge-alkoholiker-krankenkasse-beklagt-komasauf-boom-a-736768.html. Eingesehen: 16.10.2012, 10:27 Uhr.

Zu Festen, Partys und Feierlichkeiten im Freien, in großen Hallen oder in Zelten, die insbesondere von Jugendlichen aus allen möglichen Anlässen (Stoppelfest, Wiesenfest, Mega-Party und vieles mehr), nur allzu gerne und in zunehmendem Maße besucht werden, wird der Rettungsdienst unter der lapidaren Mitteilung »bewusstlose Person« immer wieder gerufen. Am Einsatzort eingetroffen, torkeln einem häufig mehr oder minder angetrunkene Jugendliche entgegen, die Bierflasche oder den Alkopop in der Hand, grölen laut und es ist dabei manchmal nicht ganz einfach, bis zum kollabierten Patienten vorzudringen.

In meiner ganzen langjährigen Laufbahn habe ich es nicht erlebt, dass bei diesen Einsätzen die Angaben der Leitstelle nicht voll und ganz zugetroffen hätten. Meist liegt der oder die Betroffene – denn Mädchen und junge Frauen sind dabei nicht weniger betroffen als männliche Jugendliche – entweder auf einer Bank oder auf dem Boden, meist nicht ansprechbar. Andere mehr oder minder beschwipste junge Leute stehen dabei herum, johlen und geben »hilfreiche« Hinweise, was man als Rettungsdienst zu tun und zu lassen hätte: »Den musst' jetzt auf'd Seit'n drehen«, »da brauchst jetzt nichts machen, die schnauft ja noch gut« und so weiter.

Und wenn ich dann ganz ruhig zurückfrage, warum sie diese und jene Maßnahme nicht schon selbst ergriffen hätten, erhält man entweder überhaupt keine Antwort und es wird sich wortlos weggedreht, oder es heißt: »Dafür ham wir ja euch g'rufen, das könn wir net« beziehungsweise »dafür seids doch ihr da«.

Erfahrungsgemäß handelt es sich bei den Betroffenen meist um das dritte Stadium der vierteiligen Einteilung der Alkoholvergiftungen mit deutlich erweiterten Pupillen, Benommenheit oder Koma, manchmal auch leichtem Schockzustand. Nach obligatorischer Überprüfung der vitalen Parameter erhält der beziehungsweise die Betreffende eine Infusion mit Glukose, um einer Hypoglykämie bei der Alkoholvergiftung vorzubeugen. Anschließend wird er beziehungsweise sie in die nächstgelegene Klinik gebracht, wo das diensthabende Personal immer »very amused« ist. Besonders zahlreich sind derartige Einsätze naturgemäß während der Faschingszeit.

Ich habe bewusst »er« und »sie« geschrieben, denn die Zahl besonders alkoholvergifteter weiblicher Jugendlicher hat in den letzten Jahren enorm zugenommen. Unter Jugendlichen verstehe ich hier die Altersgruppe von ungefähr 13 bis circa 17 Jahren.

Ein Notarzteinsatz ist ganz allgemein eine teure Angelegenheit. Die Einsätze belasten in ihrer Gesamtzahl die Krankenkassen ganz erheblich, auch wenn sie im Gesamtbudget der Kassen nur einen Bruchteil ausmachen. Nun könnte man sagen, dass in Fällen von mutwilliger Alkoholvergiftung ja nicht immer ein Rettungswagen mit Notarzt ausrücken müsste. Diesem Argument ist zu entgegnen, dass die Leitstelle laut Notarztindikationskatalog verpflichtet ist, bei bewusstlosen beziehungsweise nicht ansprechbaren Personen einen derartigen Aufwand zu betreiben. Bei Eingang des Anrufes kann das Personal in der Leitstelle ja nicht entscheiden, ob nicht doch ein ganz anderes Geschehen hinter der Angabe »bewusstlose Person« steckt, denn weitere Informationen sind meist vom Disponenten in der Leitstelle nicht zu eruieren.

Ich persönlich bin jedoch der Meinung, dass die Krankenkassen sich von diesen sinnlos betrunkenen Jugendlichen die Kosten für den Notarzteinsatz in irgendeiner Form wieder erstatten lassen sollten. Wenn die Jugendlichen genügend Geld haben, sich so »volllaufen« lassen zu können, respektive schon vorher sagen, »wir saufen, bis der Notarzt kommt«, so ist dies in meinen Augen Vorsatz im eigentlichen Sinne und sie sollten in diesen Fällen auch die Konsequenzen in Form der Rückzahlung der Einsatzkosten tragen.

Die verantwortlichen Stellen bei den Kostenträgern sollten darüber nachdenken, ob derartige selbst verschuldete »Krankheiten« wirklich durch die Versichertengemeinschaft getragen werden müssen oder nicht in Rechnung gestellt werden können. Die Jugendlichen müssen nämlich bis jetzt keine Konsequenzen aus ihrem Handeln befürchten. Wer sich volllaufen lässt beziehungsweise sein Komasaufen durchzieht und hinterher vom Rettungsdienst in eine Klinik gebracht werden muss, der sollte anschließend auch dafür geradestehen müssen und nicht unser Sozialsystem dafür aufkommen lassen. Eine weitere Möglichkeit wäre es, dass die Betreffenden nach dem Ausnüchtern die von ihnen verursachten Kosten als »Sozialarbeiter« und Hilfskraft im jeweiligen Krankenhaus abarbeiten müssten.

Aber ich habe ja noch anderes bei derartigen Einsätzen erlebt: Bei Festen, besonders wenn diese etwas weiter außerhalb einer Siedlung stattfinden, kommt es vor, dass der »Patient« offensichtlich Alkohol getrunken hatte, sodass man es in der Ausatmungsluft riechen konnte und nun bei unserer Ankunft ganz bewusst den »toten Mann« beziehungsweise die »tote Frau« spielte, um eine billige Rückfahrt zu bekommen. Es ist in solchen Fällen gar nicht ohne Weiteres möglich, eine massive Alkoholvergiftung vom Markieren zu unterscheiden. Und im Zweifelsfall muss man immer versorgen und transportieren. In der Klinik werden diese Patienten dann allerdings plötzlich immer wieder recht schnell munter – denn sie sind ja näher an ihrem Zuhause …

Weil ich hier schon einmal bei den Kosten im Rettungsdienst bin, noch ein paar Worte ganz allgemein dazu: Selbstverständlich haben wir in unserem Gesundheitssystem das Solidaritätssystem, zu dem ich auch voll und ganz stehe. Die Solidargemeinschaft muss für die Krankheitskosten jedes Einzelnen im Rahmen der gesetzlichen Grundlagen beziehungsweise ihrer Möglichkeiten aufkommen. Dies geschieht ja auch durch die jeweilige prozentuale Beteiligung an den Krankenkassenkosten. Andererseits sehe ich es nicht ein, dass die Solidargemeinschaft für ganz spezielle, gefährliche Hobbys mit überproportional hohem und schwerem Verletzungsrisiko und damit multiplikativen Kostenverursachung Einzelner aufkommen soll. In solchen Fällen müssten die Betreiber solcher Freizeitgestaltungen, zu denen ich beispielsweise Drachenfliegen, Freeclimbing, Fallschirmspringen, extremes Bergsteigen und Ähnliches zähle, im Rahmen einer Privatversicherung das Verletzungsrisiko ihrer Liebhaberei selbst absichern, aber natürlich nur dieses. Gerade die Kosten bei Unfällen in den genannten Bereichen können aufgrund eventuell vorzunehmender komplizierter Operationen und langem Krankenhausaufenthalt mit anschließender Rehabilitation extrem hoch liegen.

Auch Skifahren zähle ich gewissermaßen dazu, aber hier handelt es sich schon fast um einen Breitensport. Mit dem Lösen einer Liftkarte könnte allerdings automatisch eine entsprechende Zusatzversicherung abgeschlossen werden, und analog könnte man bei der Anschaffung des notwendigen Equipments für die jeweiligen Extremsportarten verfahren. Ich möchte niemanden, der eine Extremsportart welcher Art auch immer betreibt, mit diesem Vorschlag brüskieren und in seiner Individualität verletzen. Jeder Mensch hat das Recht auf freie Entfaltung seiner Persönlichkeit, und wenn das bei dem einen oder anderen eben eine gefährliche Freizeitbeschäftigung oder eine riskante Sportart ist, so soll und kann er diese natürlich ausüben, aber im Notfall nicht auf Kosten der Allgemeinheit.

Vor Jahren musste ich einmal einen abgestürzten, aber, Gott sei Dank, nicht sehr schwer verletzten Drachenflieger versorgen. Dabei kamen wir naturgemäß auf das Thema der Versicherung zu sprechen und es stellte sich heraus, dass er als Selbstständiger aus Kostengründen überhaupt nicht versichert war. Ich sagte ihm, er solle sich einmal überlegen, ob es wirklich richtig sei, eine solche Sportart zu betreiben und im Verletzungsfall der Gesamtheit zur Last zu fallen. Zur Antwort bekam ich: »Das interessiert mich nicht, dafür sind ja die anderen da, Hauptsache ich habe meinen Spaß.« Ob dieser Antwort war ich sprachlos, das kann es nun wirklich nicht sein!

Natürlich ist es nicht leicht, eine Grenze zu ziehen bei der Frage, was noch Breitensport ist und welche Liebhaberei und welche Sportart man in die Kategorie »Extrem gefährlich« einordnen muss. Hier könnten nur entsprechende statistische Auswertungen eine Antwort geben, die zum Beispiel unter anderem schon heute besagen, dass der Reitsport eine überdurchschnittlich gefährliche Liebhaberei ist.

27.

AKUTE ABDOMEN

Oder auch »der akute Bauch« genannt. In den späten Abendstunden wurden wir mit dem Hinweis »akutes Abdomen« zu einem Patienten in einem nahe gelegenen kleinen Ort alarmiert.

Wir fanden einen etwas kompakten Mann schweißüberströmt im Schlafzimmer im Bett liegend an.

»Guten Abend, ich bin Dr. Frohlauber, was ist los?«, stellte ich mich vor. Mühsam berichtete er mir, dass er furchtbare Schmerzen im Bauch habe. Während er dies tat, zog ich die Bettdecke zurück und tastete seinen Bauch ab: mäßiger Druckschmerz an allen Stellen, aber keine Abwehrspannung, Nierenlager frei. Ich ließ mir ein Stethoskop geben und hörte das Abdomen nach Geräuschen ab – keine Darmgeräusche zu hören. Der Patient hatte eine Blinddarmnarbe – also war es sicher keine Blinddarmentzündung.

»Wie sind denn die Schmerzen? Sind die kolikartig, also zunehmend und dann wieder abnehmend, oder sind sie dauernd?«

»Die sind dauernd.«

»Ziehen sich die Schmerzen um den Bauch wie mit einem Gürtel?«

»Ja, so ganz rum.«

»Was haben Sie heute gegessen?«

»Heute Mittag Schweinebraten und heute Abend eine kleine Haxe.«

»In Ordnung, Sie bekommen jetzt erst einmal ein Schmerzmittel.«

Während dieser kurzen Unterhaltung und der Untersuchung meinerseits hatten die Rettungsdienstmitarbeiter bereits den Blutdruck gemessen – unauffällig – und die Sauerstoffsättigung bestimmt – ebenfalls im Normbereich. Weiterhin hatten sie längst eine Infusion mit dem notwendigen Venenpunktionsbesteck hergerichtet. Letzteres reichte man mir und ich konnte ganz leicht eine Vene punktieren und die Infusion anhängen.

»Dipidolor, eine Ampulle.« Dipidolor ist ein zentral wirkendes Opoid – es fällt unter das Betäubungsmittelgesetz!

Nach wenigen Minuten ließen die Schmerzen nach und der Patient schlief ruhig ein. Nach nochmaliger Überprüfung der Vitalparameter betteten wir ihn auf unsere Trage um und verbrachten ihn unter der Arbeitsdiagnose »akutes Abdomen, Verdacht auf Bauchspeicheldrüsenentzündung mit paralytischem Ileus, wahrscheinlich aufgrund überaus schwerer Mahlzeiten« in die Klinik.

Diese Verdachtsdiagnose hat sich später bestätigt.

*

Ein weiterer Einsatz mit der Funkmeldesystem-Meldung »akutes Abdomen« erreichte mich an einem Vormittag und beorderte mich zu einem Weiler zu einem Mann mittleren Alters.

Bereits beim Betreten des Schlafzimmers fiel mir die wachsbleiche Gesichtsfarbe des Patienten auf.

»Guten Morgen, mein Name ist Dr. Frohlauber, was ist los bei Ihnen?«, stellte ich mich vor. »Ich habe Schmerzen im ganzen Bauch!«, stöhnte der Mann.

»Haben sich die Schmerzen langsam entwickelt oder sind sie ganz plötzlich gekommen?«, wollte ich wissen. »Sie sind auf einmal gekommen, ich fühle mich so schlecht«, war die Antwort.

Während dieses kurzen Gespräches tastete ich den Bauch ab – die Bauchdecken waren bretthart, schon bei geringer Berührung nahmen die Schmerzen deutlich zu.

»Ist bei Ihnen ein Magengeschwür bekannt?«, erkundigte ich mich. »Nein.«

»Nehmen Sie Medikamente ein?«

»Ja, gegen meine Gelenkschmerzen.«

»Kann ich die einmal sehen?«

Die Ehefrau, die die ganze Zeit danebengestanden hatte, brachte mir die Medikamente. Es handelte sich bei allen Tabletten und Kapseln um sogenannte nicht steroidale Antirheumatika.

»Haben Sie ein Magenschutzpräparat dazu eingenommen?«
»Nein, nur diese Tabletten da.«
Jetzt war alles klar. Wahrscheinlich handelte es sich um ein durchgebrochenes Magen- oder Zwölffingerdarmgeschwür aufgrund der Tabletteneinnahme. Ohne gleichzeitige Einnahme eines Magenschutzpräparates können steroidale Antirheumatika nämlich genannte Geschwüre mit eventuellem Magendurchbruch hervorrufen.

Die inzwischen ebenfalls eingetroffene Rettungsdienstbesatzung hatte bereits den Blutdruck als deutlich erniedrigt gemessen und eine erhöhte Herzfrequenz sowie eine etwas verminderte Sauerstoffsättigung festgestellt.

»Infusion, Dipidolor, Sauerstoff 4 Liter über Nasenbrille«, ordnete ich an. Schnell war eine Venenverweilkanüle gelegt, die Infusion wurde angeschlossen und das Schmerzmedikament verabreicht. Nachdem die Schmerzen zurückgegangen waren und der Patient sich etwas erholt hatte, fuhren wir ihn mit Sonder- und Wegerechten in die nächste geeignete Klinik, wo er nach kurzer weiter Diagnostik sofort operiert wurde. Die Diagnose hatte sich bestätigt, er hat sich wieder voll erholt.

*

Bei einem akutem Abdomen handelt es sich um eine unter Umständen lebensbedrohliche Erkrankung innerhalb des Bauchraumes. Es findet sich eine meist ganz plötzlich einsetzende Symptomatik mit heftigsten Schmerzen, die dauernd vorhanden, aber auch im Sinne einer Kolik an- und abschwellend sein können, manchmal mit Abwehrspannung der Bauchdeckenmuskulatur, Störungen der Darmtätigkeit sowie in schweren Fällen Zeichen des Kreislaufschocks. Auch Fieber kann vorliegen.

Der Begriff »akutes Abdomen« ist erst einmal eine rein klinisch-beschreibende Bezeichnung. Es muss daher umgehend geklärt werden, was als Ursache für das akute Abdomen infrage kommen kann und ob eventuell sogar ein chirurgischer Eingriff notwendig ist. Auf jeden Fall ist die Notfallmeldung »akutes Abdomen« überaus vielschichtig und bedarf jeweils schnellen und umsichtigen Handelns.

28.

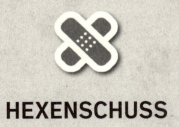

HEXENSCHUSS

Es war früher Morgen, Zeit aufzustehen. Wir wurden mit dem Hinweise »akute Lumbago« – auf gut Deutsch: akuter Hexenschuss – notfallmäßig zu einem Haus nicht weit von unserem Standort gerufen.

Schon am Hauseingang erwartete uns der Ehemann der Patientin und teilte uns, bevor wir uns überhaupt vorstellen konnten, mit, dass seine Frau sich nicht mehr bewegen könne. Er voraus, eilten wir in das Schlafzimmer. Wir trafen die Frau mit den Händen auf die Fensterbank gestützt an, sie stöhnte leise. Ich stellte mich kurz vor und dann berichtete sie mir: »Ich bin aus dem Bett aufgestanden und wollte zum Fenster gehen. Da habe ich anscheinend eine falsche Bewegung gemacht, und seitdem kann ich mich nicht mehr rühren vor lauter Schmerzen im unteren Rücken. Alles tut weh!«

»Geht es, dass Sie noch einen Moment so stehen bleiben?«

»Ja, das geht schon.«

Ich bückte mich und berührte vorsichtig beide Unterschenkel an verschiedenen Stellen, ebenso die Oberschenkelaußenseiten.

»Spüren Sie das? Und das? ... Und das?« – »Ja.«

Also anscheinend keine sensiblen Ausfälle. Meine Mitarbeiter hatten zwischenzeitlich den Blutdruck, die Herzfrequenz und die Sauerstoffsättigung gemessen – alle Werte lagen im Normbereich.

»Midazolam fünf zu fünf, Ketanest 100 Milligramm«, ließ ich mir herrichten.

»Passen Sie auf, wir holen jetzt eine spezielle Trage aus unserem Retter, die stellen wir hinter Ihnen senkrecht auf, dann lege ich Ihnen eine Infusion an und gebe Ihnen ein Schlaf- und ein Schmerzmittel. Wir halten Sie rechts und links an den Achseln und wenn das Mittel wirkt, legen wir Sie einfach rückwärts auf die Trage. Okay?«

»Wenn Sie meinen«, kam es nicht gerade sehr überzeugt zurück.

»Sie werden sehen, Sie merken nichts davon.«

Gesagt, getan. Die Trage wurde senkrecht hinter dem Rücken auf den Boden gestellt, ohne Schwierigkeiten konnte ich eine Vene am Handrücken punktieren, die Infusion wurde angeschlossen.

»Alles fertig?«, fragte ich meine Mitarbeiter. »Alles klar«, bestätigten diese, stellten sich rechts und links von der Patientin hin und stützten sie unter den Achseln.

Jetzt injizierte ich zunächst ein paar Milligramm vom Midazolam, und als sie langsam müde wurde, auch noch das Ketanest. Schnell trat die Wirkung ein, die Knie wurden weich, aber die Rettungsassistenten hielten die Patientin. Nun ließen wir sie – nach wie vor in gestreckter Haltung – auf die hinter ihr stehende und von mir gehaltene Trage sinken und senkten diese dann gemeinsam langsam zu Boden. Ohne einen Schmerzenslaut, tief schlafend und entspannt konnten wir die Patientin anschließend in den Retter und dann vorsichtig in die Klinik bringen.

Bei der Übergabe wachte sie langsam auf: »Wo bin ich, was ist los?«, fragte sie, noch orientierungslos. »Sie sind schon in der Klinik, man wird sich jetzt hier weiter um Sie kümmern«, beruhigte ich sie. »Ich habe gar nichts mehr gemerkt …«, und sie schlummerte wieder ein.

Es handelte sich übrigens um einen massiven Bandscheibenvorfall, der operiert werden musste.

29.

VERGIFTUNGEN

Das Gift oder auch der Giftstoff ist eine Substanz oder Substanzgruppe, die menschlichen oder tierischen Lebewesen durch Änderung in deren Stoffwechsel einen Schaden zufügen kann.«

Diese Substanzen können bereits durch Berührung oder durch Eindringen in den Körper – zum Beispiel durch Einatmen, Injektion, durch Aufnahme über den Mund oder als Zäpfchen – und teilweise bereits in geringer Dosis ihre Wirkung entfalten. Der durch ein Gift angerichtete Schaden kann in vorübergehender Beeinträchtigung des Wohlbefindens, aber auch in dauerhafter Schädigung des Organismus oder sogar im Tod bestehen.

Dabei muss zwischen zwei Arten von Vergiftungen unterschieden werden: der chronischen und der akuten Vergiftung.

Von einer chronischen Vergiftung spricht man bei lange andauernder Einwirkung einer schädlichen Substanz. Hier spielen im Wesentlichen arbeitsmedizinische Stoffe eine Rolle, aber auch die dauerhafte Einnahme von Medikamenten kann zu chronischen Vergiftungserscheinungen führen, insbesondere, wenn sich im Stoffwechsel des Patienten, sei es aufgrund zunehmenden Alters oder anderer Ursachen, Veränderungen einstellen.

Während es der Notarzt sehr selten mit chronischen Vergiftungen zu tun bekommt, die eher ein Arbeitsgebiet des Hausarztes darstellen, sind akute Vergiftungen, die eine schnelle und unmittelbare Schädigung hervorrufen, eine Domäne des Notarztes. Schlaf- und Beruhigungsmittel sind beliebte Medikamente oder Substanzen für absichtlich hervorgerufene Vergiftungen, aus welchen Gründen diese auch immer erfolgen mögen.

Ich erinnere mich an einen Fall, bei dem eine junge Frau aus Liebeskummer eine deutliche Überdosis eines Schlafmittels eingenommen hatte. Eine Freundin hatte sich mit ihr vorher verabredet und wollte sie zum vereinbarten Zeitpunkt anrufen, aber sie ging nicht ans Telefon, Handys gab es zu dieser Zeit noch nicht. Also begab sie sich zur Wohnung ihrer Freundin und klingelte, aber es öffnete niemand. Sie machte sich Sorgen, rief folglich von einer Nachbarin aus bei der Polizei an und schilderte den Vorfall. Die Polizei verständigte ihrerseits die Feuerwehr für den Fall, dass eine Wohnungsöffnung nötig werden würde, sowie die Rettungsleitstelle. Wir fuhren also mit Sonderrechten zur angegebenen Adresse.

Bei unserer Ankunft hatte die Feuerwehr bereits eine Drehleiter zum Balkon im zweiten Stockwerk ausgefahren, da die Wohnungstür verschlossen war und auf Klingeln nach wie vor niemand geöffnet hatte. Da die Balkontür zur Wohnung aber offen stand, entschloss man sich, diese Zugangsmöglichkeit zu nutzen.

»Also los, Doc!«, forderte mich ein dem aufmerksamen Leser bereits bekannter Feuerwehrmann auf. »Hinauf mit dir!«

»Ich da hinauf?«, fragte ich etwas besorgt. »Natürlich, keine Sorge, ich bin hinter dir, es passiert nichts.«

Vorsichtig erklomm ich Stufe für Stufe, ich schwitzte, mein Herz schlug bis zum Hals, die Leiter schwankte nach rechts und nach links, nach vorne und nach hinten. Mir kam es vor, als würde sie gleich umfallen, aber die tatsächlichen Schwankungen waren natürlich nur ganz gering. Kurz gesagt, ich hatte einfach etwas Angst.

Aber bevor ich mir weitere Gedanken machen konnte, war ich schon oben. Ein Feuerwehrler half mir über die Balkonbrüstung und ich ging ins Zimmer. Kurzer Rundblick in ein unordentliches Wohnzimmer, auf dem Boden neben der Couch lag eine junge Frau, Anfang 20, nicht ansprechbar. Ihr Puls war recht gut zu tasten und gleichmäßig, ihre Pupillen seitengleich und mittelweit, sie reagierten ausreichend gut auf Lichteinfall. Auf dem Couchtisch lagen drei angebrochene Schachteln eines mir bekannten Schlafmittels mit mittelstarker Wirkung.

Inzwischen waren meine Rettungsdienstmitarbeiter auch im Zimmer, dazu kamen Feuerwehr und Polizei, es war also ein ziemliches Durcheinander. Wir brachten die Patientin in eine etwas bessere Lage und ich legte eine Infusion am rechten Arm. Weiterhin verabreichte ich ein Medikament zur besseren Urinausscheidung, um damit zu erreichen, dass über vermehrte Urinproduktion die Wirkstoffe der eingenommenen Tabletten schneller aus dem Blut ausgewaschen würden. Sauerstoffsättigung und Blutdruck lagen noch im Normbereich, weitere medizinische Maßnahmen waren im Augenblick also nicht erforderlich.

Während die Patientin mittels Tragetuch über die geöffnete Wohnungstür nach unten in den Retter gebracht wurde, sah ich mich zusammen mit der Polizei noch ein wenig in der Wohnung um, und wir fanden einen kurzen handgeschriebenen Brief, in dem sie ihren Freitod aus Liebeskummer ankündigte.

Nun fragte ich auch einige Feuerwehrmänner, die sich ebenfalls noch in der Wohnung befanden, warum ich über die Leiter nach oben gemusst hatte, obwohl der Schlüssel für die Wohnungstür doch anscheinend da gewesen war und man außerdem die Eingangstür auch von innen hätte öffnen können. Die Feuerwehrbeamten waren ja schon vor uns am Notfallort gewesen und über die Leiter nach oben gestiegen. Als Antwort erhielt ich nur ein breites, aber freundliches Grinsen. Da wurde mir natürlich einiges klar ...

Unserer Patientin wurde in der Klinik der Magen ausgespült. Sobald sie sich erholt hatte, wurden entsprechende therapeutische Gespräche mit ihr geführt. Sie distanzierte sich wenig später von ihren Selbstmordgedanken.

*

Neben dem Selbstmordversuch liegt eine weitere Ursache einer Tablettenvergiftung in der versehentlichen Überdosierung, die gerade bei älteren Patienten auftreten kann. Diese sind teilweise nicht mehr so sicher darin, die verordneten Medikamente entsprechend der Anweisung abzuzählen und einzunehmen. Manchmal vergessen sie auch, dass sie ihre verschriebenen Arzneien schon einmal geschluckt haben, und nehmen sie aus diesem Grunde noch mal zu sich. Aber auch falsches Zählen der Tropfen oder Tabletten kann zu einer Überdosierung führen.

Derartige Vergiftungen sind im Allgemeinen nicht unmittelbar tödlich, sondern rufen lediglich Symptome hervor, die als Nebenwirkung beschrieben werden, natürlich in verstärktem und ausgeprägterem Maße. In den allermeisten Fällen kommen solche Patienten über eine normale Einweisung durch den Hausarzt in die Klinik.

Ein weiteres Problem – und meiner Meinung nach das wesentlich schwerwiegendere – ist die Verwechslung von ungefährlichen mit lebensbedrohlichen Substanzen oder die falsche beziehungsweise vollkommen fehlende Etikettierung.

Wie oft habe ich es in meiner langjährigen Tätigkeit erleben müssen, dass aus einer Flasche getrunken wurde, die laut Aufschrift Bier, Limonade oder ähnliche genießbare Flüssigkeiten enthalten sollte, in der sich aber etwas ganz anderes befand!

Wie kommt es dazu? Nachdem der Originalinhalt einer Flasche geleert worden ist, steht diese oftmals leer herum. Entweder man selbst oder jemand anderes sieht sie und füllt aus den verschiedensten Gründen heraus – »ich wollte nur ein wenig aufheben«, »ich wollte nur etwas aus der großen Dose abfüllen« – eine ganz andere Substanz in diese leere Flasche und stellt sie dann mehr oder weniger achtlos irgendwohin. Eine Änderung des Etiketts erfolgt natürlich nicht, man wollte ja nur kurz ... – und schnell hat man die Änderung der Aufschrift vergessen! Statt mit dem Inhalt laut Originalaufschrift ist die Flasche nun in Wirklichkeit mit Essigsäure, Essigessenz, Nitroverdünner, Salzsäure oder einer anderen aggressiven oder giftigen Substanz gefüllt.

Wie geht es weiter? Jemand anderes hat Durst, sieht die Flasche dastehen und freut sich. Ahnungslos wird sie an den Mund gesetzt und ein tiefer Schluck genommen – und schon ist es geschehen!

Bei derartig aggressiven Substanzen und Flüssigkeiten, wie oben angedeutet, kann es sehr schnell nicht nur zu erheblichen

Vergiftungserscheinungen kommen, ich habe auch eine ganze Reihe von Todesfällen erleben müssen. Die Aufnahme von Säuren oder Laugen führt zu ausgeprägten Verätzungen der Schleimhäute von Mund, Rachen, Speiseröhre und Magen. Es treten massive Schwellungen der Schleimhäute auf und es kann zu Perforationen derselben kommen. Außerdem treten schwerste Allgemeinsymptome wie etwa Schockzustand und massive Schmerzen auf. Selbst bei eventueller Abheilung bilden sich, ähnlich wie bei tiefen Verbrennungen, ausgeprägte Narben und Strukturen in den betroffenen Bereichen, die nur mit aufwendigen und langwierigen Therapiemaßnahmen vielleicht etwas gebessert werden können.

Ein besonderes Kapitel in diesem Zusammenhang sind natürlich auch alle Tabletten, Pillen, Tropfen, Zäpfchen und Flüssigkeiten jeglicher Art, die unbeaufsichtigt frei herumliegen oder -stehen, und an die Kinder ganz einfach gelangen können. Manche Pillen und Tabletten haben eine sehr anziehende Färbung, sie wirken auf Kinder attraktiv wie Bonbons, dann werden sie einfach probiert, sie schmecken manchmal dazu noch so gut, dass immer wieder noch eine und noch eine in den Mund genommen wird. Dass in diesen Fällen entsprechende Vergiftungen vorprogrammiert sind, liegt auf der Hand.

Es gilt also: Medikamente jeglicher Art für Kinder unerreichbar aufbewahren! Keine fremden Substanzen in nicht ausreichend und klar ersichtlich bezeichnete Behältnisse abfüllen!

*

Jetzt zu einer anderen Art von unbeabsichtigten Vergiftungen: Vor vielen Jahren wurde ich zu einer »bewusstlosen Person« gerufen. Über die Leitstelle erhielt ich lediglich die Mitteilung, dass der Patient im Garten plötzlich umgefallen war und sich nicht mehr bewegte. Weitere Angaben konnten mir nicht übermittelt werden.

Am Unfallort, einer Kleingartenkolonie, angekommen, musste ich erst etwas länger nach der betreffenden Parzelle suchen, wobei ich auch niemanden sah, den ich fragen konnte. Schließlich entdeckte ich die angegebene Kleingartenzelle und fand einen bewusstlosen Mann mittleren Alters auf dem gepflegten Rasen liegend vor.

Seine aufgeregte Ehefrau berichtete mir, dass er plötzlich und ohne äußeren Grund umgefallen war. Ein etwas stechender Geruch lag in der Luft und schien von der Kleidung des Patienten auszugehen. »Was hat er denn gerade gemacht?«, wollte ich wissen. »Er hat irgendetwas gespritzt«, bekam ich zur Antwort.

Unterdessen war auch der Rettungswagen eingetroffen.

Bei dem nicht ansprechbaren Patienten war der Puls gut tastbar, die Pupillen waren auffallend eng. Der Blutdruck konnte als noch ausreichend hoch bestimmt werden.

»Schaut mal nach, was er gespritzt haben könnte, ich vermute eventuell Alkylphosphate. Schutzhandschuhe und Maske!«, rief ich dem Rettungsassistenten zu. Auch ich zog mir nun Handschuhe und eine Mund-Nasen-Maske an. Ich platzierte gerade je eine Braunüle in den rechten und in den linken Arm, als der Rettungsassistent bereits einen Behälter, auf dessen Aufschrift ich die oben vermuteten Alkylphosphate entdeckte, brachte – womit natürlich alles klar war: Alkylphosphatvergiftung, akzidentell, also unbeabsichtigt.

»Toxogonin und Atropin«, verlangte ich, »außerdem verständigt bitte die Feuerwehr, wir müssen den Patienten mit viel Wasser absprühen.« Bei einem schnellen Rundumblick hatte ich nämlich keine entsprechende Möglichkeit im Garten entdeckt. Atropin in 100-Milliliter-Fläschchen hatten wir dabei und auch das Antidot, Gegenmittel, zu Alkylphosphaten, zu denen auch das damals sehr bekannte E 605 gehörte.

Die vitalen Parameter blieben einigermaßen stabil. Wir entfernten vorsichtig die Kleidung und als wir damit fertig waren, war bereits ein Tanklöschfahrzeug der Berufsfeuerwehr eingetroffen.

Ich ließ den Patienten vorsichtig, aber gründlich mit viel Wasser absprühen, da ich vermutete, dass er seine Pflanzen gegen die Windrichtung mit dem Pflanzenschutzmittel eingesprüht und dabei die feinen Sprühtröpfchen eingeatmet hatte. Diese hatten außerdem auch seine leichte Kleidung durchnässt, sodass es zum Hautkontakt und zur zusätzlichen Aufnahme des Giftes durch die Haut gekommen war. Diese Kombination führte dann zur Vergiftung mit dem Alkylphosphat.

Durch die massive Atropininfusion wurden die Pupillen langsam wieder etwas weiter, ein gutes Zeichen, aber der Patient war nach wie vor nicht ansprechbar. Nach dem Abtrocknen betteten wir ihn auf unsere Trage und brachten ihn nach Voranmeldung mit Sonderrechten auf eine Entgiftungsstation.

Wie wir später erfuhren, überlebte der Patient ohne bleibenden Schaden und wollte »mit diesem Zeug nie wieder etwas zu tun haben«.

30.

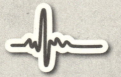

MIT DEM BLAULICHT AUF DEM KOPF

Es war irgendwie ein seltsames Gefühl, als ich das erste Mal am Steuer eines Notarzteinsatzfahrzeugs Sonder- und Wegerechte in Anspruch nehmen musste. Das Fahren mit Blaulicht und Martinshorn kannte ich natürlich schon, da ich die ersten Jahre meines Notarztdienstes grundsätzlich im Kompaktsystem auf dem Notarztwagen mitgefahren war und aus dieser Sicht die Vorteile, aber auch die Widrigkeiten der Sonderrechtsfahrten kennengelernt hatte. Aber selbst zu fahren war etwas ganz anderes als nur danebenzusitzen.

Ich habe während der vielen Jahre die tollsten, gefährlichsten und skurrilsten Dinge mit den Sonder- und Wegerechten erlebt. Dabei habe ich den Eindruck gewonnen, dass insbesondere ältere Verkehrsteilnehmer manchmal der Situation nicht mehr so ganz gewachsen sind.

Einmal fuhr ich zum Beispiel mit eingeschaltetem Fahrlicht, Blaulicht und Martinshorn einem Mittelklassewagen hinterher, weil ich wegen entsprechenden Gegenverkehrs zunächst nicht überholen konnte – Sicherheit geht grundsätzlich vor. Als mir der Überholvorgang dann doch gelang und ich in Höhe des Fahrers war, schaute dieser nur stur geradeaus und zeigte mir mit der linken Hand den Stinkefinger.

Ähnliches habe ich allerdings auch bei jungen Verkehrsteilnehmern erlebt. Diese haben nicht selten eine 1.000-Watt-Lautsprecheranlage im Wagen, voll aufgedreht, sodass durch die Bässe die ganze Karosserie vibriert, schauen nicht in den Rückspiegel und hören auch nicht das Martins- oder Pressluftthorn – wie sollten sie auch? Sie fahren praktisch in Straßenmitte und sind dann ganz überrascht, wenn man sie doch plötzlich überholt, und manchmal kommt dann der Finger an der Stirn.

Besonders »lustig« ist es aber, wenn bei Verkehr und Gegenverkehr beide Fahrzeugführer Rücksicht nehmen wollen, beide bremsen ab, und zwar so, dass sie beide genau auf gleicher Höhe zum Stehen kommen – aber es ist kein Platz mehr, um in der Mitte durchzufahren! Es gibt aber auch Fahrer, die, sobald sie bemerken, dass man hinter ihnen fährt und sie wegen des Verkehrs nicht überholen kann, selbst Gas geben und in beschleunigtem Tempo bis zur nächsten Ausweichmöglichkeit vorfahren.

Dann sind da jene, die vor lauter Schreck voll auf die Bremse treten, sodass man selbst fast auffährt, oder andere, die so scharf nach rechts an den Straßenrand hinlenken, dass ihr Wagen durch das abrupte Manöver ins Schleudern gerät und sie beinahe selbst noch einen Unfall bauen.

Besonders schwierig ist es bisweilen, wenn man von hinten auf eine Kolonne aufschließt. Die Fahrzeugführer der zwei bis drei Autos vor dem letzten Fahrzeug fahren nach rechts und verringern die Geschwindigkeit. Die ein oder zwei nachfolgenden Fahrzeugführer verkennen die Situation, weil wieder einmal das Radio so laut ist, dass das Sondersignal nicht gehört werden kann – ein Rückspiegel existiert sowieso nicht. Sie wollen nun ihrerseits diese langsamer gewordenen Fahrzeuge überholen, scheren plötzlich nach links aus, wodurch es, da man von hinten ja mit entsprechender Geschwindigkeit herankommt, zu hochgefährlichen Situationen kommen kann.

Oder: Man kommt aus einer Seitenstraße heraus, bleibt an der Einmündung zur vorfahrtsberechtigten Hauptstraße stehen, alles läuft, der erste Wagen fährt vorbei – noch zu verstehen –, der zweite ebenfalls, schon schwerer zu akzeptieren, man tastet sich einen halben Meter weiter nach vorne, der nächste Wagen bleibt stehen, man selbst fährt vorsichtig an, der folgende Wagen auf der Hauptstraße überholt den stehengebliebenen – die Folge: Fast kommt es zum Zusammenstoß. Hier wäre insgesamt etwas mehr Aufmerksamkeit der Fahrzeugführer zu erwarten, wobei zu konstatieren ist, dass derart schwerwiegende Fehler und Unaufmerksamkeiten nur von einem kleinen Teil der Fahrer gemacht werden. Der überwiegende Teil versucht, Rücksicht auf Einsatzfahrzeuge zu nehmen und die Spur freizumachen.

An dieser Stelle muss man den »Brummifahrern« insgesamt einmal ein großes Kompliment machen, denn diese bemerken meist, was hinter ihnen vorgeht, und versuchen dann mit all ihren Möglichkeiten, dem Einsatzfahrzeug den nötigen Platz zu verschaffen. Mit ihren langen und schweren Sattelaufliegern oder auch Anhängern ist das für sie manchmal wirklich nicht einfach, aber diese Fahrer geben sich wenigstens alle Mühe, dem Sonderfahrzeug ein möglichst problemloses Passieren zu ermöglichen. Auf ihre Blinkzeichen, die anzeigen, ob überholt werden kann oder nicht, kann man sich verlassen. Dieses Verhalten steht also im Gegensatz zu dem mancher Pkw-Fahrer, denen ein Einsatzfahrzeug teilweise vollkommen egal zu sein scheint, als hätten sie die Straße für sich alleine – was vor oder hinter ihnen vorgeht, interessiert sie nicht!

Übrigens sollten sich Verkehrsteilnehmer nicht wundern, wenn manchmal ein Rettungswagen trotz eingeschalteten Blaulichts und Martinshorn mit nur ganz geringer Geschwindigkeit fährt. Es könnte zum Beispiel der Fall sein, dass er einen Patienten mit Wirbelsäulenverletzung oder anderen speziellen Erkrankungen befördert, die nach Möglichkeit keine Erschütterungen, also auch kein abruptes Bremsen oder Wieder-Beschleunigen, vertragen.

Ein paar Worte zum besseren Verständnis der Sonder- und Wegerechte:

Die Fahrzeuge des Rettungs- und Notarztdienstes sind bei Einsatzfahrten zum Notfallort grundsätzlich mit Sonder- und Wegerechten unterwegs. Dies bedeutet nach Paragraf 35/StVO, dass sie von den Vorschriften der Straßenverkehrsordnung befreit sind, wenn höchste Eile geboten ist. Sie sind berechtigt, sich über die Verkehrsregeln hinwegzusetzen. Diese Befreiung von den Vorschriften entbindet sie allerdings nicht von der allgemeinen Sorgfaltspflicht im Verkehr.

Außerdem gilt für sie das sogenannte Wegerecht nach Paragraf 38, welches wiederum besagt, dass für das Einsatzfahrzeug freie Bahn zu schaffen ist. Daraus folgt, dass andere Verkehrsteilnehmer weder die Fahrlinie des Einsatzfahrzeuges durchkreuzen noch störend auf dessen Fahrlinie einwirken dürfen.

Die Voraussetzung zur Anwendung von Sonder- und Wegerecht ist die ordnungsgemäße Nutzung von Blaulicht und Martinshorn. Streng genommen dürfen die Einsatzfahrzeuge, zu denen natürlich auch Polizei, Feuerwehr, Technisches Hilfswerk und einige andere gehören, ihre Sonder- und Wegerechte grundsätzlich nur in gemeinsamer Verbindung von Blaulicht und Martinshorn anwenden. Aber können Sie sich vorstellen, wie viele böse Anrufe zum Beispiel bei den Hilfsorganisationen besonders bei Nacht eingehen, wenn in einer bewohnten Gegend bei wenig Verkehr mit Martinshorn gefahren wird? Von Ruhestörung bis hin zu Psychoterror wird da alles angeführt. Selbstverständlich wird man versuchen, auf freien Strecken bei übersichtlichen Verkehrsverhältnissen während der Nacht vereinzelt auf das Martinshorn – viel lauter sind ja noch die Presslufthörner der Feuerwehr und anderer großer Einsatzfahrzeuge – zu verzichten und es erst bei Annäherung an problematische Punkte einzuschalten.

Aber Sicherheit für die Besatzung des Sonderfahrzeuges geht vor. Bei Einsatzfahrten darf es keine Gefährdung des Lebens oder der Gesundheit anderer geben und es darf keine Schädigung anderer heraufbeschworen werden. Zu bedenken ist dabei auch, dass die Gefahr, in einen Unfall mit Schwerverletzten oder gar Toten verwickelt zu werden, bei Einsatzfahrten mit Blaulicht und Martinshorn achtmal höher ist als bei normalen Transportfahrten. Bei solchen Fahrten werden an den Fahrer des Einsatzfahrzeuges besonders hohe Anforderungen an Konzentration und Aufmerksamkeit gestellt. Es müssen blitzschnelle Entscheidungen getroffen werden: Bremse ich, weiche ich aus oder fahre ich weiter?

Sogenannte Selbstfahrer müssen gleichzeitig noch den Funk bedienen und abhören sowie Straßennamen und Hausnummern suchen. Bei Letzterem hilft heute ganz wesentlich das Navigationsgerät.

Nun ist es natürlich nicht so, dass jeder sofort mit einem Einsatzfahrzeug mit Sonder- und Wegerechten losbrausen darf, die Fahrer müssen bereits eine gewisse Zeit den Führerschein besitzen. Sie werden zunächst von erfahrenen Einsatzfahrern eingewiesen und können auf bestimmten Strecken unter Aufsicht üben. Erst dann dürfen sie selbstständig fahren. Aus diesen Gründen habe ich persönlich auch besondere Fahrsicherheitstrainings für Einsatzfahrzeuge mitgemacht, bei denen ich in vertiefender Form das richtige Verhalten in allen möglichen Situationen beigebracht bekam und trainieren konnte. Das hat mir in meiner jahrelangen Tätigkeit als selbst fahrender Notarzt sehr geholfen

31.

»ES KOMMT AUF DIE SEKUNDE AN BEI EINER SCHÖNEN FRAU«

... So heißt es in einer bekannten Operette. Dieser Satz gilt aber nicht nur bei schönen Frauen, sondern in den meisten Fällen auch im Rettungs- und Notarztdienst. Hier entscheiden manchmal wirklich Sekunden über Leben und Tod. Selbstverständlich sind nicht alle Fälle so dramatisch, aber das weiß man eben bei Einsatzbeginn noch nicht.

Wenn man von der Leitstelle zu einem Notfall geschickt wird, sei es ein traumatologischer, ein internistischer oder ein anderer, ist zunächst immer höchste Dringlichkeit geboten, denn auch der Disponent kann aufgrund des Meldebildes die Situation nicht immer exakt einschätzen. Darum fahren sowohl Notarzt als auch Rettungswagen grundsätzlich mit Sonder- und Wegerechten zum Notfallort, auch wenn sich im Nachhinein herausstellen sollte, dass es »gar nicht so schlimm« war. Manchmal dramatisieren Anrufer, die einen Notfall melden, aus Angst oder Unwissenheit die vorliegende Situation. Dies kann der Disponent in der Leitstelle natürlich nicht sicher beurteilen. Lieber so schnell wie möglich mit allem, was aufgrund des Meldebildes notwendig zu sein scheint, beim Notfall oder am Unfallort eintreffen, und es stellt sich später heraus, dass die große Eile nicht unbedingt nötig gewesen wäre, als das Risiko einzugehen, zu spät zu kommen.

Weiterhin gibt es natürlich besondere Alarm- und Ausrückordnungen, kurz AAO, die vom Disponenten strikt eingehalten werden müssen. Fallen bei der eingehenden Meldung gewisse Stichworte, läuft in der Rettungsleitstelle eine ganz bestimmte Alarmierungsreihenfolge, die vorher festgelegt worden ist, ab. Dies geschieht, um kostbare Zeit zu sparen. Das zuerst am Schadensort eintreffende Fahrzeug gibt dann Rückmeldung an die Leitstelle, aufgrund derer weiter disponiert werden kann.

Selbstverständlich gibt es medizinische Notfälle, bei denen praktisch jede Sekunde über Erfolg oder Misserfolg entscheidet. So zum Beispiel bei bösartigen Herzrhythmusstörungen, wo in einzelnen Fällen die Auswurfleistung des Herzens so herabgesetzt sein kann, dass eine effektive Versorgung lebenswichtiger Organe mit Blut und damit mit dem notwendigen Sauerstoff nicht mehr gegeben ist. Derartige Herzrhythmusstörungen sind absolut lebensgefährlich und bedürfen demzufolge schnellstmöglicher Therapie, idealerweise schon durch Laienhelfer vor Ort, später durch Rettungsdienst und Notarzt. Das beste Beispiel dafür ist die »automatische externe Defibrillation«, kurz AED, durch Laien, die überall propagiert wird. Da statistisch belegt ist, dass bei Menschen, die plötzlich ohne ersichtlichen äußeren Grund zusammenbrechen, zu einem sehr hohen Prozentsatz Herzrhythmusstörungen mit Kammerflimmern oder Kammerflattern die ausschlaggebenden Ursachen sind, ist die elektrische Defibrillation mit den neuen AED-Geräten absolut erforderlich, um das Herz wieder in einen geordneten Rhythmus überzuführen zu können. Dies kann durch einen plötzlichen Stromstoß mittels eines dieser Defibrillatoren, die in den meisten Fällen – weil der Rettungsdienst noch nicht vor Ort ist – primär von Laien bedient werden sollen, gelingen.

Nach Eintreten eines entsprechend normalen Herzrhythmus kommt es wieder zu einer ausreichenden Auswurfleistung des Herzens und die Sauerstoffversorgung der Organe kann wieder erfolgen. Die weitere Versorgung wird anschließend vom professionellen Rettungsdienst übernommen.

Diese AED-Geräte finden sich heute schon vielerorts, wo viele Menschen zusammenkommen, also in Großraumbüros, Fabrikhallen, Stadien, Bahnhöfen und so weiter, wohingegen sie zum Beispiel in Privathaushalten eher selten zur medizinischen Grundausstattung gehören.

Aus dem Gesagten ist ohne Weiteres zu schließen, wie schnell eine Hilfe in bestimmten Notfällen erfolgen muss, um eine gewisse Aussicht auf Erfolg zu haben. Das gilt analog natürlich auch für die Notarzteinsätze – je schneller der Notarzt beim Notfallpatienten eintrifft, umso eher ist in einem Akutfall die Chance für das Überleben gegeben. Das betrifft nicht nur internistische Notfälle, sondern auch andere Unfälle, zum Beispiel solche, bei denen es zu schweren Verletzungen gekommen ist, der Patient im Schock ist, großer Blutverlust nach innen oder außen stattfindet, der Patient ein schweres Schädel-Hirn-Trauma erlitten hat oder ein Atem- oder Herzstillstand eingetreten ist – Schnelligkeit ist hier das oberste Gebot! Außerdem gilt, dass die erlittenen Verletzungen noch mit dem Leben vereinbar sein müssen, denn sonst ist jede Schnelligkeit vergebens!

32.

DEM HERZ DEN TAKT VORGEBEN: SCHRITTMACHER

Eine weitere Indikation für Notarzteinsätze, und eine gar nicht so seltene, stellen Fehlfunktionen oder vermeintliche Fehlfunktionen von implantierten Herzschrittmachern dar.

*

Nachteinsatz. Mit der Verdachtsdiagnose »Herzrhythmusstörungen« wurde ich von der Leitstelle zusammen mit dem Rettungswagen in ein benachbartes Dorf beordert.

Dort angekommen, fand ich einen etwas blassen Patienten vor, dessen Puls deutlich verlangsamt, aber regelmäßig war. Der Patient machte insgesamt einen etwas abgeschlafften Eindruck.

Nachdem ich mich kurz vorgestellt hatte, fragte ich ihn: »Warum haben Sie angerufen?«, und er antwortete: »Mir ist so komisch, und mein Puls geht so langsam.«

»Seit wann ungefähr?«

»Schon ein paar Tage.«

»Was sagt denn Ihr Hausarzt?«

»Bei dem war ich nicht.«

»Warum nicht?«

»Ich dachte, das wird schon wieder besser« – eine häufige Bemerkung von Patienten!

Während des kurzen Austauschs hatten die Rettungsassistenten auf meine Bitte das EKG angelegt, welches eine auffallende Störung aufzeigte: Der Patient hatte einen Schrittmacher und die Schrittmacherimpulse wurden nicht mehr auf die Kammer übertragen, das heißt, die Muskulatur der Kammer reagierte nicht mehr auf den elektrischen Impuls des Schrittmachers.

»Sie haben ja einen Schrittmacher?«, vergewisserte ich mich beim Patienten. »Ja.«

»Warum sagen Sie das nicht gleich?«

»Ich dachte, das ist nicht so wichtig.«

»Kann ich bitte einmal den Ausweis sehen?«
»Welchen Ausweis?«
»Na, den Schrittmacherausweis.«
»Hab ich nicht.«
»Selbstverständlich müssen Sie einen haben. Jeder Patient, der einen Schrittmacher eingepflanzt bekommt, erhält so einen Schrittmacherausweis, wo alles drinsteht, zum Beispiel warum der Schrittmacher implantiert wurde, wie die Daten des Schrittmachers sind, die Kontrolluntersuchungen und so weiter.«
»Nein, hab ich nicht.«
»Wann waren Sie bei der letzten Kontrolle des Schrittmachers?«
»Was für Kontrolle?«
»Jeder Herzschrittmacher muss regelmäßig kontrolliert und auf seine Funktion überprüft werden.«
»Weiß ich nicht.«
»Wann haben Sie denn den Schrittmacher bekommen?«
»Vor ein paar Jahren.«
»Was heißt ein paar Jahre? Zwei, drei, fünf, sieben Jahre?«
Allmählich wurde ich etwas ungehalten, versuchte aber, mir das nicht anmerken zu lassen.
»Na ja, sicher mehr als fünf Jahre.«
»Und den Ausweis haben Sie nicht oder nicht mehr?«
»Nein.«
»Und seitdem waren Sie bei keiner Kontrolle?«
»Nein.«
»Und Ihr Hausarzt?«
»Bei dem war ich auch nicht.«
Aufgrund der EKG-Schreibung war mir natürlich zwischenzeitlich auch klar, was los war: Es handelte sich um einen sogenannten Exit-Block, bei dem, wie oben beschrieben, dem Stimulationsimpuls des Schrittmachers keine muskuläre Antwort des Herzens folgt. Dies kann sowohl »passager«, also zwischendurch beziehungsweise vereinzelt, oder »total«, also dauernd, auftreten. Wegen der

zugrunde liegenden primären Herzerkrankungen kommt es zur ausgeprägten Verlangsamung des Herzschlages oder gar zum Herzstillstand. Das Herz arbeitet mit seiner Frequenz so, als ob es keinen künstlichen Schrittmacher hätte.

Als Ursachen hierfür kommen eine ganze Reihe von Gründen infrage: Erstens eine Reizschwellenerhöhung durch Elektrodendislokation, bei der die Spitze der Elektrode, die vom Impulsgeber in die rechte Herzkammer führt, nicht mehr an der Stelle liegt, an der sie eigentlich liegen sollte, sodass sie keinen so guten Kontakt mehr zur Herzmuskulatur hat. Dadurch reicht die eingestellte Stromstärke des Schrittmachers manchmal nicht mehr aus, um die Muskulatur zu stimulieren. Zweitens eine Narbenbildung am Ort der Stimulation, also dort, wo die Sondenspitze die Herzinnenhaut berührt, um den Impuls überzuleiten.

Dies war hier unwahrscheinlich, da eine solche Narbenbildung fast immer in den ersten drei bis sechs Monaten nach Implantation auftritt.

Drittens die Batterieerschöpfung, die mir hier am wahrscheinlichsten erschien, denn der Schrittmacher war ja schon seit vielen Jahren nicht kontrolliert worden. Bei der Batterieerschöpfung stellt der Impulsgeber nicht plötzlich seine Funktion ein, sondern nur ganz allmählich über einen gewissen Zeitraum, sodass bei regelmäßiger Kontrolle genügend Zeit zum Austausch des Impulsgebers bleibt.

Ich ließ mir aus dem Retter einen speziellen Magneten bringen, den wir für Schrittmacherfehlfunktionen immer mitführen, und legte ihn von außen auf die Stelle, an der der Impulsgeber implantiert war. Mit dieser Methode werden fast alle Impulsgeber in eine bestimmte Festfrequenz und erhöhte Ausgangsspannung gebracht. In diesem Falle stellte sich das Ergebnis sofort ein, denn nun wurde wieder jeder Impuls auf die Kammer übertragen.

Wie man sich vorstellen kann, war es nicht ganz leicht, den Patienten davon zu überzeugen, dass er mit in die Klinik musste, damit das gesamte Schrittmachersystem überprüft und unter Umständen sogar ausgetauscht werden konnte.

*

Erneuter Einsatz während der Nacht. Mit der Angabe »Schrittmacherfehlfunktion« wurde ich zu einer betagten Patientin gerufen. Wie die Leitstelle, ohne ein abgeleitetes EKG gesehen zu haben, auf diese Diagnose kam, blieb mir immer ein Rätsel.

Nach meinem Eintreffen und nach kurzer Vorstellung kümmerte ich mich um die Patientin, die auf mich unauffällig wirkte und ruhig atmend im Bett lag.

»Tragen Sie einen Herzschrittmacher?«, erkundigte ich mich sicherheitshalber. »Ja, seit zwei Jahren.«

»Warum haben Sie den bekommen?«

»Mein Herz war zu langsam.«

Ich tastete ihren Puls am rechten Handgelenk, er war unregelmäßig, es gab zum Teil etwas längere Pausen, dann wieder mehrere schnelle Schläge hintereinander. »Warum haben Sie jetzt nach dem Rettungsdienst gerufen?«

»Mein Puls ist so unregelmäßig.«

»Seit wann bemerken Sie das?«

»Ach, schon lange.«

»Und Ihr Hausarzt?«

»Da war ich noch nicht.«

»Und warum nicht?«

»Ich dachte, das wird schon wieder werden.«

Eine Auskultation des Herzens brachte keine neuen Erkenntnisse hinsichtlich des unregelmäßigen Herzschlags. Nachdem der Rettungswagen eingetroffen war, wurde ein EKG abgeleitet: Es fand sich eine absolute Bradyarrhythmie bei Vorhofflimmern mit unregelmäßiger Überleitung auf die Kammer – dies erklärte den unregelmäßigen Puls. Die Arrhythmie war auch der Grund der Implantation eines Herzschrittmachers. Dieser funktionierte allerdings einwandfrei, die Schrittmacherimpulse fielen zeitgerecht und mit guter Überleitung auf die Kammer ein, sobald die Eigenfrequenz des Herzens unter den vorher festgelegten Wert abfiel. Also von dieser Seite her alles im grünen Bereich.

»Kann ich bitte einmal den Schrittmacherausweis sehen?«

Sie reichte ihn mir und die darin vermerkten Angaben bestätigten meine Vermutung eines zu langsamen, durchschnittlichen Herzschlages bei Vorhofflimmern, eine sogenannte Bradyarrhythmie. Der Schrittmacher war zum Ausgleich und zur Anhebung der Frequenz implantiert worden.

Alles war in Ordnung, die Kontrollen wurden regelmäßig durchgeführt, die angegebenen Werte im Ausweis entsprachen den Ausgangswerten. Ich klärte den Patienten also über den Grund des unregelmäßigen Herzschlages auf und verabschiedete mich.

*

Noch ein dritter Fall mit einem Herzschrittmacher: Es war in den späten Abendstunden, als ich zu einem Patienten geschickt wurde, von dem es seitens der Leitstelle wiederum verlautete, dass der Schrittmacher nicht richtig funktionierte.

Bei meinem Eintreffen empfing mich eine aufgeregte Ehefrau und führte mich ins Wohnzimmer, wo ihr Mann, der Patient, in einem Liegesessel lag und leise stöhnte. Nachdem ich mich kurz vorgestellt hatte, fragte ich ihn, weshalb er in der Rettungsleitstelle angerufen hatte.

»Ich fühle mich schlecht«, gab er zur Antwort. Ich tastete seinen Puls, dieser war unregelmäßig und nur relativ flach, aber insgesamt mit erhöhter Frequenz. Der Blutdruck befand sich im Normbereich, die Sauerstoffsättigung ebenfalls.

»Sie haben einen Herzschrittmacher, kann ich bitte einmal den Ausweis sehen?«, bat ich. Die Ehefrau holte das Dokument und die zwischenzeitlich eingetroffenen Rettungsassistenten legten unaufgefordert das Überwachungs-EKG an.

Dabei stellte sich im Wesentlichen ein Sinusrhythmus dar, aber immer wieder kam es zum Auftreten von Schrittmacher-Spikes, wo eigentlich keine sein sollten, auch zwischen zwei ganz normalen Eigenschlägen. Dies erklärte die teilweise erhöhte Frequenz.

Sorgen machten mir aber die regelmäßig abgegebenen Impulse vom Schrittmacher, denn laut Ausweis handelte es sich um einen Demand-Schrittmacher, der nur dann seine Impulse abgibt, wenn er gefordert wird, das heißt, wenn die Eigenfrequenz des Herzens unter einen vorher festgelegten Wert abfällt. In diesem Falle erkannte der Impulsgeber anscheinend nicht, dass eine ausreichende Herzfrequenz vorlag, und gab unaufgefordert seine elektrischen Impulse ab.

Wenn ein solcher Impuls sehr kurze Zeit nach einem Eigenschlag auftritt, kann er in die besonders empfindliche Phase des sogenannten elektrischen Herzschlages fallen, was zur Kammertachykardie oder gar zu Kammerflattern führen kann. Es handelt sich also um einen recht gefährlichen Zustand für den Patienten. Man nennt eine solche Situation »Sensingdefekt«, das heißt, der Schrittmacher erkennt die elektrischen Ströme des Herzens bei dessen Eigenaktionen nicht und glaubt daher, er müsse nun einen Impuls abgeben. Dies kann geschehen, wenn sich das elektrische Potenzial des Herzmuskels im Laufe der Zeit verändert hat, wenn die eingestellte Empfindlichkeit des Schrittmachers nicht mehr ausreicht oder wenn die Batterie des Impulsgebers erschöpft ist und es automatisch zu einem Übergang in eine fest frequente Arbeitsweise kommt. Dies kann aber nur in einer entsprechenden Klinik abgeklärt werden.

Ich erläuterte dem Patienten den Zustand seines Schrittmachers und klärte ihn über meine Maßnahmen auf, nämlich, dass ich versuchen würde, seine Herzeigenfrequenz mit Medikamenten so stark zu senken, dass nur noch die Schrittmacherimpulse für seine Herztätigkeit verantwortlich waren, die ja auf eine entsprechende Frequenz eingestellt waren. Damit sollte die Gefahr einer höhergradigen tachykarden Rhythmusstörung gebannt werden.

Anschließend legte ich dem Patienten also eine Venenverweilkanüle und injizierte ein Medikament, das den eigenen Herzschlag verlangsamte. In einem Zeitraum von wenigen Minuten stellte sich ein reiner Schrittmacherrhythmus ein, und der Patient begann, sich deutlich besser zu fühlen. Zur weiteren Abklärung der Ursache des Sensingdefektes brachten wir den Patienten anschließend in die Klinik.

*

Früher, also zu Beginn der Schrittmacherära, war eine gefürchtete, wenn auch seltene Komplikation das sogenannte Schrittmacherrasen, bei dem der Impulsgeber ohne erkennbare Ursache seine Impulse plötzlich mit sehr hoher Frequenz aussandte. Es blieb damals im Extremfall nichts anderes übrig, als in lokaler Betäubung die Sonde vom Schrittmacher zum Herzen zu durchtrennen. Eine derartige Komplikation habe ich jedoch zum Glück selbst nicht erlebt.

Der erste Schrittmacher wurde 1958 von Ake Senning und Rune Elmqvist einem Patienten implantiert. Elmqvist hatte den Schrittmacher entwickelt und Senning hat diesen dann am 8. Oktober erstmalig einem 43-jährigen Patienten implantiert. Es handelte sich um einen starr frequenten Schrittmacher, der stur wie ein Panzer seine Impulse ohne Rücksicht auf die elektrischen Herzaktionen an den Herzmuskel abgab. Natürlich kam es dabei vereinzelt zu Komplikationen, wenn der Schrittmacherimpuls in eine bestimmte Phase der herzeigenen elektrischen Aktion fiel. Dadurch konnten

Kammerflattern und Kammerflimmern ausgelöst werden, eine gefährliche Komplikation.

Aber die Entwicklung ging weiter, den Schrittmachern wurde beigebracht, die Herzaktionen des Patienten zu erkennen und nur dann ihren Impuls abzugeben, wenn er gebraucht wurde.

Weiter ging es mit der Programmierung der verschiedensten Parameter wie zum Beispiel der Frequenz der abgegebenen Schrittmacherimpulse, der Dauer dieser Impulse, die im Millisekundenbereich liegen, der Impulsstärke und mehr.

Dann kamen die Zweikammerschrittmacher, bei denen mittels zweier Sonden der Vorhof und die Kammer getrennt zur Kontraktion angeregt werden können, wodurch schon fast ein normaler Herzschlag dargestellt wurde.

Weiter ging es mit der automatischen Frequenzanpassung, bei der mittels besonderer Messdaten der Impulsgeber seine abzugebende Stimulationsfrequenz automatisch an die augenblickliche Situation anpassen konnte, also bei Ruhe und im Schlaf geringere und bei körperlicher Aktivität höhere Impulszahlen.

Beim physiologischen Schrittmacher schließlich heißt es schon fast: einpflanzen und vergessen.

Vorübergehende Funktionsänderungen eines implantierten Herzschrittmachers können von elektromagnetischen Feldern elektrischer Geräte hervorgerufen werden. Solche Störungen können sich in Schwindel, auffallendem Herzklopfen oder auch in unregelmäßigem Puls darstellen. Wenn man sich wieder von der Störquelle entfernt oder das Gerät ausgeschaltet wird, kommt es meistens wieder zu einer vollkommen unauffälligen Schrittmacherfunktion.

*

In Zusammenhang mit den Schrittmachern noch eine kleine Geschichte aus meiner klinischen Tätigkeit:

In der Anfangszeit der Schrittmacherära gab es wie gesagt nur Schrittmacher, die eine bestimmte, zuvor festgelegte Frequenz aufwiesen.

Eines Nachmittages kam ein Mann, der einen frequenzprogrammierbaren Schrittmacher von uns implantiert bekommen hatte, und sagte, er wolle am Abend mit seiner Frau auf einen Ball gehen, fühle sich allerdings mit seiner recht niedrig eingestellten Frequenz etwas zu schwach zum Tanzen. Nun würde seine Frau doch so gerne tanzen – ob wir da nicht etwas machen könnten?

Der Patient war mir natürlich bekannt, und ich wusste, dass er ansonsten gesund war. Ich konnte ihm helfen, indem ich einfach für den Rest des Tages und die Nacht die Frequenz des Schrittmachers entsprechend höher programmierte. Er erhielt die strenge Auflage, am nächsten Morgen wiederzukommen, damit die ursprüngliche Frequenz wieder eingestellt werden konnte.

Er kam am nächsten Morgen überglücklich zu uns, alles sei so gewesen, wie er es sich vorgestellt hatte, er habe einen wunderschönen Abend verbracht und keinen Tanz ausgelassen. Bis früh um 3 Uhr habe er gefeiert.

Als ich die Frequenz wieder zurückprogrammiert hatte, fragte er mich: »Darf ich wieder mal kommen?« Ich bejahte, habe ihn dann aber doch nicht mehr getroffen.

So etwas ist heute natürlich nicht mehr nötig, da, wie oben angedeutet, je nach Notwendigkeit Schrittmacher implantiert werden können, die ihre Stimulationsfrequenz den Erfordernissen der körperlichen Tätigkeit automatisch anpassen können.

33.

EIN BETT IM KORNFELD

Es war ein wunderschöner Samstagnachmittag. Die Sonne schien warm vom wolkenlosen Himmel, ein laues Lüftchen streichelte die Haut, ein Nachmittag, wie man ihn sich im Frühsommer wünscht. Ich saß im Garten, Vögel zwitscherten, der leichte Wind ließ die Blätter der Bäume und Büsche leise rascheln, kurz, die absolute Idylle.

Aber wie so oft wurde dieser Müßiggang vom impertinenten Ton des Piepsers jäh unterbrochen: »Einsatz am Bahnhof, bewusstlose Person.« Schnell eilte ich zu meinem Wagen und fuhr zum vereinbarten Treffpunkt mit dem Notarztwagen. Wir hatten damals noch das Kompaktsystem, das heißt, ich musste mit den Notarztwagen fahren. Da ich etwas außerhalb wohne, hatten wir für die Freizeitdienste einen bestimmten Treffpunkt ausgemacht, den ich mit dem eigenen Wagen anfuhr, um mich dort mit dem Rettungswagen zu treffen. So auch dieses Mal. Ich stieg in den Retter um, nun ein Notarztwagen, und mit Sonderrechten fuhren wir zum angegebenen Notfallort.

Dort angekommen, war weit und breit nichts zu sehen, keine Menschenseele. Nur Ruhe, Sonne und leichter Wind. Wir riefen bei der Leitstelle zurück, doch auch dort konnte man uns lediglich mitteilen, dass es sich bei der Bewusstlosen um eine Frau handeln sollte. Die Besatzung des Notarztwagens und ich suchten zu Fuß die nähere Umgebung ab. Plötzlich rief einer der Rettungsassistenten: »Hierher, ich hab's gefunden!«

Ich eilte zur angegebenen Stelle und traute meinen Augen nicht: Da lagen gleich zwei splitternackte blonde Frauen, die eine Mitte bis Ende 30, die andere höchstens 20, mitten in einem Kornfeld! Sie lagen da, wie die Natur sie geschaffen hatte, und schliefen. Keine Kleidung, keine Taschen, Koffer oder Sonstiges – nichts. Vorsichtig versuchten wir, beide aufzuwecken, was lediglich mit unverständlichen Lauten und unwirschen Abwehrbewegungen quittiert wurde. Eine Kontaktaufnahme war so nicht möglich. Ein kurzer Body-Check erbrachte keine wesentlichen Auffälligkeiten, der Blutdruck war okay, die Pupillen allerdings recht weit.

Wir deckten die beiden zunächst mit unseren Rettungsdecken zu und brachten sie nacheinander in unseren Notarztwagen. Das war zum damaligen Zeitpunkt noch möglich, weil eine zweite Trage im Retter aufgestellt werden konnte, die immer in Reserve mitgeführt wurde. Heutzutage ist das nicht mehr denkbar, der Notarztwagen und auch der Rettungswagen haben nur eine einzige Liegemöglichkeit und es darf in einem Fahrzeug immer nur eine liegende Person befördert werden.

Wir brachten also beide Frauen in unser Fahrzeug, legten eine Infusion an und fuhren sie in die nächste Klinik. Keine Auffälligkeiten beim Transport. Während der Fahrt überlegten wir, was es mit den beiden wohl auf sich haben mochte, kamen aber zu keinem Ergebnis. Wie man sich vorstellen kann, waren die Mitarbeiter in der Klinik nicht gerade begeistert, als wir die zwei dort übergaben, ohne irgendwelche Personalien oder die Vorgeschichte zu kennen. Andererseits war das Ganze recht lustig und auch nicht mit Stress verbunden, da beide Patientinnen nicht vital gefährdet waren.

Wie wir später erfuhren, handelte es sich bei den beiden um Mutter und Tochter, die während einer Bahnfahrt kräftig gekokst und gehascht hatten. Als sie müde wurden, stiegen sie völlig zugedröhnt irgendwo aus dem Zug aus, liefen eine ganze Strecke, entledigten sich unterwegs eines Kleidungsstücks nach dem anderen und legten sich schließlich, weil alles so schön angenehm war, einfach in ein Kornfeld.

Ein aufmerksamer Spaziergänger hatte die beiden dort liegen sehen und die Rettungsleitstelle verständigt. Wir haben nie herausgefunden, wer der Anrufer war und was mit den beiden Frauen nach ihrer Entlassung aus dem Krankenhaus geschehen ist, nur so viel: Sie haben ihre Bahnfahrt fortgesetzt.

Dieser überraschende, lustige Einsatz war mal etwas ganz anderes! Es sind Einsätze wie dieser, die den Rettungs- und Notarztdienst so interessant machen, man weiß nie, was kommt und was einen erwartet.

Nach einer gewissen Zeit im Rettungsdienst glaubt man, dass man schon alles erlebt und mitgemacht hat, und ist dann immer wieder überrascht, dass es doch noch etwas Neues, noch nicht Erlebtes gibt.

NACHWORT

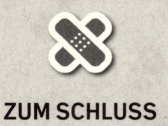

ZUM SCHLUSS

Wenn ich mir die verschiedenen, insbesondere aber die traumatologischen Notfälle so vor dem geistigen Auge Revue passieren lasse, dann frage ich mich bisweilen, warum dieser oder jener Einsatz überhaupt erfolgen musste.

Warum muss beispielsweise der gehbehinderte Rentner im Winter nach dem nächtlichen Schneefall morgens als Erster auf der ungeräumten Straße sein, um irgendetwas zu besorgen – hat das nicht noch ein wenig Zeit? Er rutscht aus, fällt hin und bricht sich den Schenkelhals.

Muss der schwerhörige ältere Herr mit seiner Parkinsonerkrankung unbedingt noch Auto fahren? Er war der Verkehrssituation nicht mehr gewachsen, es kam zum Unfall, wobei auch andere Verkehrsteilnehmer zu Schaden kamen.

Ist es notwendig, dass die weit über 80-jährige Hobbygärtnerin noch mit der Leiter in den Apfelbaum steigt und dann von einem Ast herunterfällt?

Warum muss der herzkranke, übergewichtige und untrainierte Mittfünfziger mit seiner schlecht eingestellten Zuckerkrankheit unbedingt auf die einsame Langlaufloipe, wo er nach wenigen Kilometern leblos zusammenbricht und erst zu spät gefunden wird?

Wie kann es sein, dass immer wieder Kleinkinder unbeaufsichtigt in Gärten spielen, in denen sich ungesicherte Teiche oder Swimmingpools befinden, in die die Kinder hineinfallen und ertrinken? In Presse, Rundfunk und Fernsehen wird doch immer wieder über solche vermeidbaren Todesfälle berichtet und auf die Gefahren hingewiesen.

Warum muss der Gärtner beim Heckenschneiden ebenso wie beim Arbeiten mit der Motorsäge auf entsprechende Schutzkleidung verzichten – weil »schon nichts passieren« wird? Es passiert.

Dies und noch viel mehr geht mir durch den Kopf, wenn ich die vielen verschiedenen Einsätze während der vielen Jahre Notarztdienst überdenke. In den meisten Fällen werden die einfachsten Vorsichtsmaßnahmen einfach außer Acht gelassen und das Entsetzen nach einem durchaus zu vermeiden gewesenen Unfall ist dann groß.

Ich habe praktisch alles gesehen und erlebt, was es im Notarztdienst zu sehen und erleben gibt.

Die in den vorangehenden Zeilen geschilderten Geschichten, Gedanken und Hinweise stellen nur einen kleinen Ausschnitt aus der Vielfältigkeit des täglichen Geschehens im Notarztdienst dar. Viele Facetten, angenehme und weniger schöne, beleben und bereichern den Dienst des Notarztes. Traurigkeit und Niedergeschlagenheit befallen das Team, wenn alle Versuche einer Rettung vergebens waren, ein freudiges Gefühl breitet sich aus, wenn man helfen konnte.

Wenn der Piepser losgeht und man mit Sonder- und Wegerechten durch die Straßen einer Großstadt fährt beziehungsweise gefahren wird, oder auch durch Alleen, Wiesen und Wälder, wenn man in kleine Dörfer, Einödhöfe, Diskotheken, Fabrikhallen, Schwimmbäder, grüne Auen oder Hafenbetriebe geschickt wird – nie weiß man als Notarzt, was einen erwartet. Das macht die Arbeit so ungemein spannend!

Da mag man noch so erfahren sein, man mag noch so viele Einsätze gehabt, noch so viele Fortbildungen und Trainingseinheiten absolviert haben, es bleibt immer ein Rest von Unsicherheit, es baut sich eine gewisse Spannung auf, und es gibt kein Rettungsteam, das nicht eine signifikante Erhöhung des Pulsschlages erfährt, wenn der Piepser losgeht!

GLOSSAR

AAO: Alarm- und Ausrückordnung. Auf Grundlage entsprechender Stichworte bei der Abfrage des Notrufes erfolgt durch den Disponenten in der Leitstelle die Alarmierung der notwendigen Rettungskräfte in einer bestimmten Abfolge, die sich natürlich von Einsatz zu Einsatz ändern kann. Die Alarm- und Ausrückordnung dient der Rettungsleitstelle dabei als Anhalt.

Abdomen: Bauchraum.

Adrenalin: Medikament zur Blutdrucksteigerung.

AED: Automatisierter Externer Defibrillator. Ein besonders für Laienhelfer geeigneter Defibrillator.

Akrinor: Medikament zur Blutdrucksteigerung. Wird häufig der Infusion zugesetzt.

ÄLRD: Ärztlicher Leiter Rettungsdienst. Ein im Rettungsdienst nicht direkt aktiver Notarzt. Er nimmt auf regionaler beziehungsweise überregionaler Ebene die umfassende medizinische Kontrolle über den gesamten Rettungsdienst wahr und zeichnet für die Effektivität und Effizienz der notfallmedizinischen Patientenversorgung und -betreuung verantwortlich. Besondere Ausbildung.

Alupent: Medikament zur Beschleunigung der Herzaktion.

Ambubeutel: Beatmungsbeutel mit der Möglichkeit der Sauerstoffzugabe. Der Begriff »Ambubeutel« wird umgangssprachlich für alle Beatmungsbeutel der verschiedenen Hersteller benutzt.

Amiodaron: Medikament, das als sogenanntes Antiarrhythmikum zur Behandlung von zahlreichen tachycarden Herzrhythmusstörungen (zum Beispiel Kammertachykardie oder Kammerflattern beziehungsweise –flimmern) eingesetzt wird.

Analgesie: Schmerzausschaltung.

Anaphylaxie: Akute Reaktion des Immunsystems des Menschen auf fremde Reize. Dazu genügen bereits geringste Mengen eines Stoffes, mit dem der Körper früher in Kontakt gekommen ist und gegen den er Antikörper gebildet hat. Die Spannbreite möglicher Reaktionen reicht von leichten Hautreaktionen über Organfunktionsstörungen, Kreislaufreaktionen aller Schweregrade bis hin zum tödlichen Kreislaufversagen.

Antiarrhythmika: Medikamente zur Behandlung von Herzrhythmusstörungen.

Antirheumatika: Medikamente, die gegen Rheumaschmerzen eingesetzt werden.

APO: Kurzform für Apoplex. Auch Gehirnschlag, Schlaganfall, Insult. Hervorgerufen entweder durch eine Minderdurchblutung des Gehirns oder durch eine Gehirnblutung.

Arrhythmie: Unregelmäßigkeit der Herzschlagfolge.

Aspiration: Eindringen von Fremdkörpern, meist Speiseresten, in die Atemwege.

Atemdepression: Eine Abflachung beziehungsweise Herabsetzung der Atmung sowohl in der Frequenz als auch in der Atemtiefe, meist hervorgerufen durch eine Schädigung im zentralen Nervensystem, zum Beispiel Schädel-Hirn-Trauma, aber auch durch Medikamente, insbesondere durch Schlaf- und Beruhigungsmittel.

Atropin: Medikament zur Anhebung der Herzfrequenz, Gegenmittel bei Alkylphosphatvergiftungen, also Vergiftungen durch Pflanzenschutzmittel.

Auskultation: Abhören zum Beispiel der Herztöne, der Lunge oder des Bauchraumes mittels eines Hörrohrs (Stethoskop).

Bigeminus: Doppelter Pulsschlag. Herzrhythmusstörung, bei der jedem Normalschlag des Herzens ein Extraschlag folgt.

Blickdeviation: Blickrichtung der Pupillen in Richtung des Schadens im Gehirn, der Patient »schaut seinen Herd an«.

bpm: »Beats per minute«, Herzschläge pro Minute, Maßeinheit der Herzfrequenz

Body-Check: Kurze, aber intensive Untersuchung insbesondere der vitalen Funktionen sowie Erhebung eines kurzen Gesamtstatus des Patienten.

Bradyarrhythmie: Langsame, totale Kammerarrhythmie unter 60 bpm bei Vorhofflimmern und wechselnder Überleitung der Vorhofimpulse auf die Kammer.

Bradycardie: Langsame Herzschlagfolge, definitionsgemäß weniger als 60 bpm.

Braunüle: Allgemeinbezeichnung für Injektions- und Infusionsnadeln, bestehend aus einem Stahlmandrin und einem Plastiküberzug. Während der Stahlmandrin nach Punktion herausgezogen wird, bleibt der Plastiküberzug als biegsamer Zugang in der Vene liegen.

Bronchospasmus: Spastische Verengung der Bronchien bei Asthma bronchiale.

Carotissinus: Erweiterung am Ursprung der inneren Kopfschlagader. In der Gefäßwand befinden sich sogenannte Barorezeptoren, die den Blutdruck im Blutgefäßsystem »beobachten« und entsprechend reagieren. Dabei können auch Frequenzänderungen des Herzens hervorrufen werden. Dies gilt insbesondere bei Druck von außen auf diese Stellen.

CT und CCT: Computertomogramm und Craniales Computertomogramm, also Computertomogramm des Schädels. Computergestützte schichtweise Röntgenaufnahme des Schädels und des Gehirns zum Erkennen von Veränderungen, zum Beispiel Blutungen, Hirnschwellungen, Verlagerungen und mehr.

CISD: Critical Incident Stress Debriefing. Standardisierte Nachsorgemethode bei psychisch belastenden Einsätzen.

CISM: Critical Incident Stress Management. Stressbearbeitung nach belastenden Ereignissen mittels verschiedener Einzel- und Gruppengesprächstechniken. Wendet sich nach dramatischen Einsätzen direkt an die Einsatzkräfte.

Cortison: Medikament, das insbesondere bei allergischen Reaktionen sowie bei Anaphylaxie eingesetzt wird.

Defibrillator: Gerät zur Abgabe gezielter Stromstöße, das bei Herzrhythmusstörungen wie Kammerflimmern und Kammerflattern oder auch Kammertachykardien, Vorhofflimmern und Vorhofflattern zum Einsatz kommt.

Demand-Schrittmacher: Herzschrittmacher, der nur dann seine Impulse an das Herz abgibt, wenn die vorgegebene Eigenfrequenz des Herzens die eingestellte Schrittmacherfrequenz unterschreitet. Sobald die Eigenfrequenz des Herzens wieder über der festgelegten Frequenz des Schrittmachers ansteigt, beendet der Schrittmacher seine Aktivität.

Diastole: Erschlaffungsphase des Herzmuskels.

Dipidolor: Schmerzmittel aus der Betäubungsmittelreihe.

Disponent: In der Rettungsleitstelle zuständig für Koordination und Überwachung aller Einsätze des Rettungsdienstes nach einsatztaktischen Gesichtspunkten unter Beachtung der örtlichen Alarm- und Ausrückordnung.

DLRG: Deutsche Lebens-Rettungs-Gesellschaft. Bei der Deutschen Lebens-Rettungs-Gesellschaft e. V., kurz DLRG, handelt es sich um eine gemeinnützige und unabhängige Wasserrettungs- und Hilfsorganisation. Sie ist die größte freiwillige Wasserrettungsorganisation der Welt. Ihr Hauptziel ist es, Menschen vor dem Ertrinkungstod zu bewahren.

Dormicum: Schnell und kurz wirkendes Beruhigungs- und Schlafmittel.

Dumping-Syndrom: Sturzentleerung des Magens nach einer Mahlzeit. Blutdruckabfall, aber auch Kollaps sind mögliche Folgen des Dumping-Syndroms.

Ebrantil: Medikament zur Blutdrucksenkung.

EKG: Elektrokardiogramm. Darstellung der Summe aller elektrischen Aktivitäten sämtlicher Herzmuskelfasern auf einem Bildschirm oder Papierstreifen.

Elektrodendislokalisation: Fehllage der Elektroden des Schrittmachers in der Kammer oder dem Vorhof des Herzens.

Entrundete Pupillen: Die Pupillen weisen eine deutliche Abweichung von ihrer ansonsten runden Form auf – Hinweis auf eine mögliche Gehirnschädigung.

Epileptischer Anfall: Cerebral ausgelöster Krampfanfall mit Bewusstlosigkeit, manchmal Schaum vor dem Mund, Zungenbiss oder auch Einnässen.

Euphyllin: Medikament zur Erweiterung der Bronchien bei Asthma.

Exit-Block: Der elektrische Impuls des Herzschrittmachers wird auf Grund verschiedener Ursachen nicht mehr vom Herzmuskel beantwortet.

Extrasystole: Außerhalb des normalen Sinusrhythmus einfallender Extraschlag des Herzens, sowohl vom Vorhof als auch von der Kammer ausgehend möglich.

extubieren: Entfernen des Tubus aus der Luftröhre.

Fentanyl: Schmerzmittel aus der Betäubungsmittelreihe.

First Responder: Siehe »Helfer vor Ort« (HvO).

FMS: Funkmeldesystem. Alle relevanten Einsatzdaten, also Name, Adresse, Einsatzstichwort (zum Beispiel »Verkehrsunfall«, »Herzinfarkt«, »Kollaps«) werden per Funk auf einen Monitor im Fahrzeug übertragen.

Furosemid: Medikament zur schnellen Wasserausscheidung über die Nieren.

G 5: Infusionslösung mit 5 Prozent Glucoseanteil.

Glukose: Bestimmte Form von Zucker. Konzentrierte Glukoselösung wird bei Unterzucker intravenös verabreicht, um den Blutzuckerspiegel wieder anzuheben.

H 1-Blocker: Zusammenfassende Kurzform für eine Reihe von Medikamenten, die die Wirkung von freigesetztem körpereigenen Histamin abschwächen oder gar aufheben können.

HAES: Hydroxyethylstärke. Zusammen mit anderen intravenösen Infusionen sehr wirksamer Volumenersatz.

Harnleiterkolik: Heftige kolikartige Schmerzen vom Harnleiter ausgehend bis in die Schamgegend ziehend, meist durch Nierensteine oder auch kleine Blutgerinnsel ausgelöst. Der Schmerz kann so intensiv sein, dass es zum Kollaps kommt.

Herzrhythmusstörung: Zusammenfassung aller Abweichungen vom normalen Herzrhythmus.

Histamin: Hormon, das mit vielen Störungen in Verbindung gebracht werden kann, wird insbesondere bei der sofortigen allergischen Reaktion freigesetzt.

HvO: Helfer vor Ort, auch First Responder. Der sogenannte Helfer vor Ort führt bei Notfällen in Nähe seines Wohnortes erste fachliche Hilfsmaßnahmen durch. Das eingesetzte Personal hat eine fachgemäße Ausbildung absolviert. Es überbrückt die Zeit bis zum Eintreffen des Rettungsdienstes mit qualifizierten basismedizinischen Maßnahmen und verkürzt die therapiefreie Zeit.

Hyperglykämie: Ausgeprägte Blutzuckererhöhung.

Hypoglykämie: Unterzuckerung.

IE: Internationale Einheit, einheitliche Mengenbestimmung.

Ileus: Darmverschluss.

ILS: Integrierte Leitstelle, auch zentrale Leitstelle oder Integrierte Rettungsleitstelle oder Integrierte Regionalleitstelle (IRLS). In der ILS werden die Leitstellen von Rettungsdienst und Feuerwehralarmierung von einer Leitstelle aus geführt. Ihre Hauptaufgabe ist die Disposition und Abstimmung entsprechender Hilfe in medizinischen Notlagen jeder Art sowie der Feuerwehreinsätze.

immobilisieren: Der Patient wird auf einer Trage, Schaufeltrage oder in anderen Systemen fixiert, dass er sich nicht bewegen kann. Besonders bei Wirbelsäulenbrüchen oder anderen körpernahen Brüchen erforderlich.

im Schuss: So schnell wie möglich.

Infusion: Kontrollierte Verabreichung größerer Flüssigkeitsmengen in den Körper, meist intravenös, gelegentlich auch intraarteriell oder intraossär, also in einen Knochen (Notfallinfusion, wenn keine Vene auffindbar oder zu punktieren ist).

Insult: Siehe »Apoplex« (APO)

i.v.: Intravenös, in die Vene.

Intubation: Einbringen eines Beatmungsschlauches in die Luftröhre.

Intubationsspatel: Auch Laryngoskop. Instrument zur direkten Betrachtung des Kehlkopfes. An der Spitze des Spatels befindet sich meist eine Kaltlichtquelle, um die Dunkelheit im hinteren Rachenraum zu erhellen.

irreversibler Tod: Im Gegensatz zum »klinischen Tod«, bei dem Wiederbelebungsmaßnahmen noch erfolgreich sein können, ist beim irreversiblen Tod keine Wiederbelebungsmaßnahme mehr erfolgversprechend.

Ischiämie: Sauerstoffarmut, Mangel an Sauerstoff.

Kammerflattern: Herzrhythmusstörung mit noch relativ regelmäßigen, allerdings sehr schnell aufeinander folgenden Kammeraktionen. Aus der hohen Frequenz – etwa 250 bis 300 bpm – folgt eine ungenügende Füllung der Kammern mit Blut, wodurch wiederum die Auswurfleistung des Herzens massiv herabgesetzt wird. Übergang in Kammerflimmern möglich. Praktischer Kreislaufstillstand.

Kammerflimmern: Vollkommen unkoordinierte Herzmuskeltätigkeit höchster Frequenz ohne Auswurftätigkeit aus den Kammern. Kreislaufstillstand.

Kammerkomplex: Im EKG der Abschnitt auf der Herzstromkurve, der die elektrische Tätigkeit der Kammer anzeigt.

Kammertachykardie: Recht regelmäßiges sehr schnelles Zusammenziehen der Herzkammer mit Frequenzen von 220 bpm und mehr, wobei die Auswurfleistung der Kammer aufgrund der nur kurzen Füllungsdauer in der Diastole ungenügend ist und unter Umständen bis auf null sinkt, was zum Kreislaufstillstand führt.

Kapnometer: Gerät zur Bestimmung des Kohlendioxidanteils in der Ausatmungsluft eines intubierten Patienten. Kein Kohlendioxid bei der Ausatmung – mit dem Tubus und der Beatmung stimmt etwas nicht!

K.E.D.-System: »Kendrick Extrication Device«. Rettungskorsett beziehungsweise Immobilisationssystem, das die gesamte Wirbelsäule stabilisiert und die achsengerechte Bergung eines Patienten aus schlecht zugänglichen Situationen ermöglicht. Nach dem Anlegen sind unwillkürliche Bewegungen des Halses und der Brustwirbelsäule für den Patienten unmöglich

Ketanest: Schmerzmittel.

KIT: Kriseninterventionsteam. Steht für die psychologische Betreuung unverletzter Beteiligter und Angehöriger bei akuten Unfällen, Notfällen und Katastrophen zur Vefügung. Das Team besteht aus zwei entsprechend ausgebildeten Personen. Den Kriseninterventionsdienst hinzuzuziehen, entscheidet das vor Ort anwesende Einsatzpersonal von Rettungsdienst, Feuerwehr oder auch Polizei. Bei Auflaufen bestimmter Meldebilder wird das KIT bereits von der Rettungsleitstelle aus parallel alarmiert.

Klonus / klonisch: Schüttelnde Zuckungen, länger anhaltende rhythmische Zuckungen der Beugemuskulatur, einzelner Muskeln oder Muskelgruppen.

Koma: Tiefe Bewusstlosigkeit, die durch äußere Reize nicht zu durchbrechen ist.

Kompaktverfahren: Der Notarzt fährt an Bord des Rettungswagens mit. Vorteil: Er ist unmittelbar dabei und trifft nicht vor oder nach dem Rettungswagen am Notfallort ein. Nachteil: Er ist an das Fahrzeug gebunden und nicht mehr zwischendurch abkömmlich.

Koronarangiografie: Röntgenologische Darstellung der Herzkranzgefäße mittels Kontrastmittel.

LNA: Leitender Notarzt. Der Leitende Notarzt ist bei einem Massenanfall von Verletzten oder Erkrankten sowie bei besonderen Notfällen und außergewöhnlichen Gefahrenlagen der Einsatzleiter im gesamten medizinischen Bereich. Er koordiniert und überwacht alle medizinischen Maßnahmen am Schadensort. Er beteiligt sich nicht an der unmittelbaren Patientenversorgung. Besondere Ausbildung!

Lumbago: Sogenannter Hexenschuss. Ausgeprägte, plötzlich auftretende Schmerzen in der unteren Wirbelsäule und den Beinen mit Bewegungseinschränkung, hervorgerufen durch Bandscheibenvorfall oder Wirbelverschiebung.

Lungenödem: Übertreten von Blutflüssigkeit aus dem Gefäßgeflecht um die Lungenbläschen in die Lungenbläschen hinein mit Einschränkung des Gasaustausches. Zeichen des akuten Linksherzversagens, Atemnot.

lysieren: Auflösen. Lysieren eines Blutgerinnsels.

Lysthenon: Medikament zur Erschlaffung der gesamten Muskulatur.

MAD: Mucosal Atomisation Device. Kleiner Spritzenaufsatz, der das Medikament beim Spritzen durch die feinen Düsen an der Spitze zerstäubt, sodass es durch die Schleimhaut gut aufgenommen werden kann. Nur für bestimmte Medikamente geeignet.

Mandrin: Stahlhohlnadel in einem Venenverweilkatheter, einer Venüle oder Ähnlichem, die den feinen Plastikschlauch stabilisiert, damit zum Beispiel die Vene punktiert werden kann.

MANV: Massenanfall von Verletzten. Bei mehr als zehn Verletzten oder Erkrankten spricht man von einem »Massenanfall von Verletzten«. Dieser erfordert eine besondere Organisation vonseiten der Leitstelle – siehe auch »AAO«.

Midazolam: Wirkstoff in Beruhigungs- und Schlafmitteln. Siehe »Dormicum«.

mmHg: Millimeter Quecksilbersäule. Wird als standardisierte Einheit beim Blutdruckmessen verwendet.

Morphium: Schmerzstillendes Betäubungsmittel.

MRT: Magnet-Resonanz-Tomografie. Mittels äußerst starker Magneten werden die Körperzellen in Schwingungen versetzt, die über Computer sichtbar gemacht werden können, sodass eine besonders genaue Abbildung auch kleinerer Veränderungen möglich ist.

NaCl: Kochsalzlösung. Eine viel verwendete Standard-Infusionslösung zur Schockbehandlung und als Trägersubstanz für Medikamentenzuführung.

NEF: Notarzteinsatzfahrzeug. Bringt den Notarzt zum Einsatzort. Das Notarzteinsatzfahrzeug verfügt über eine technische Sonderausstattung und das komplette medizinische Equipment, um im Bedarfsfall autark zu sein.

Nicht mit dem Leben vereinbar: Die Verletzungen sind so ausgeprägt, dass ein Weiterleben nicht möglich ist.

Nitro-Spray: Spray mit gefäßerweiternder Substanz, besonders für die Herzkranzgefäße.

Notarzt: Ein Arzt mit Notarztqualifikation verfügt über spezielle Kenntnisse, die für die Akutbehandlung und den Transport von Notfallpatienten notwendig sind. Zuständig für die präklinische Behandlung des Patienten, also die Stabilisierung und Aufrechterhaltung der vitalen Parameter sowie insbesondere für die akute Schmerzbehandlung und dafür, den Patienten so weit wie möglich transportfähig zu machen. Kurz: »Ein Notarzt ist ein Ausrüstungsgegenstand, den die RTW-Besatzung aus haftungsrechtlichen Gründen mitzuführen hat.« Aus: »Der Rippenspreizer«. Mit freundlicher Genehmigung.

Nulllinie: Keinerlei elektrische Ausschläge des Herzens auf dem Monitor oder auf dem EKG-Streifen.

ORGL: Organisatorischer Leiter Rettungsdienst. Einer der Einsatzleiter im Rahmen der Gesamteinsatzleitung (Rettungsdienst, Feuerwehr, Polizei und andere).

Orthostase: Kollaps infolge eines plötzlichen Blutdruckabfalls.

Paddles: Kontaktgeber des Defibrillators mit großflächiger Metalloberfläche zum Aufdrücken auf den Brustkorb, um den Stromstoß durch den Brustraum und damit durch das Herz zu führen.

PEEP: Kurz für »positiver endexspiratorischer Druck«. Bei der Beatmung nach Intubation wird in manchen Fällen ein bestimmter Druck in den Bronchien auch am Ende der Ausatmung aufrechterhalten.

Peripherer Puls: Am Handgelenk tastbarer Puls.

Physiologischer Schrittmacher: Stellt seine Impulsfrequenz in einer bestimmten vorher eingestellten Bandbreite, gesteuert durch Sensoren, selbsttätig ein, zum Beispiel niedrige Stimulationsfrequenz bei Ruhe des Patienten oder höhere Frequenz bei körperlichen Aktivitäten.

Polytrauma: Mehrfachverletzung, wobei mindestens eine Verletzung als lebensgefährlich einzustufen ist.

Pulsoxymeter: Gerät mit Fingerclip zur Messung des Sauerstoffgehalts im Blut sowie der peripheren Herzfrequenz.

Pupillendifferenz: Verschiedene Weite der Pupillen. Indiz für eine Schädigung innerhalb des Schädels.

Radiusfraktur: Speichenbruch.

Reanimationsmaßnahmen: Alle zur Wiederbelebung notwendigen Maßnahmen, zum Beispiel Beatmung, Herzdruckmassage, Medikamente, Defibrillation.

Reboundeffekt: Wiederauftritt der Symptome nach Abklingen der Wirkung einer Medikation.

Rektiole: Eine Art Klistier zur Einbringung einer bestimmten Menge von Medikamenten in den Mastdarm (Rektum).

Rendezvous-System: Rettungswagen und Notarzt kommen getrennt zum Einsatzort, im Gegensatz zum Kompaktverfahren, bei dem der Notarzt im Rettungswagen mitfährt.

Rettungsassistent: Höchste nicht ärztliche Qualifikationsstufe im Rettungsdienst. Der Rettungsassistent ist für die Notfallversorgung des oder der Patienten bis zum Eintreffen des Notarztes zuständig, sowie für die Assistenz bei Maßnahmen des Arztes, aber auch für die eigenverantwortliche Durchführung von Notfalleinsätzen. Anerkannte Berufsbezeichnung, Ausbildungszeit zwei Jahre.

Rigor: Muskelstarre. Der Begriff »Rigor« bezeichnet eine Erhöhung des Muskeltonus.

Ringerlösung: Infusionslösung. Standardisierte Infusionslösung, zum Beispiel zur Schockbekämpfung oder zur Zuführung von Medikamenten.

RLS: Rettungsleitstelle, siehe auch »ILS«.

RTW: Rettungswagen. Die Besatzung eines Rettungswagens besteht aus dem Fahrer – Rettungssanitäter – und dem Beifahrer – Rettungsassistent –, wobei der Rettungsassistent (RA) der Assistent des Notarztes ist und der Rettungssanitäter (RS) als Helfer fungiert. Der Wagen selbst ist ausgestattet mit allem medizinischen und technischen Equipment, das zur Wiederherstellung der vitalen Funktionen, zur Schmerzbehandlung, zur Stabilisierung von Herz und Kreislauf, zur Beatmung und anderen medizinischen Maßnahmen notwendig ist.

Sonder- und Wegerechte: Die Fahrzeuge des Rettungs- und Notarztdienstes sind bei Einsatzfahrten zum Notfallort grundsätzlich mit Sonder- und Wegerechten unterwegs. Dies bedeutet nach Paragraph 35/VaStVO, dass sie von den Vorschriften der Straßenverkehrsordnung befreit sind. Sie sind berechtigt, sich über die Verkehrsregeln hinwegzusetzen, was sie allerdings nicht von der allgemeinen Sorgfaltspflicht im Verkehr entbindet. Außerdem haben sie das sogenannte Wegerecht nach Paragraph 38, das seinerseits besagt, dass von den anderen Verkehrsteilnehmern für das Einsatzfahrzeug freie Bahn zu schaffen ist. Die Voraussetzung zur Anwendung von Sonder- und Wegerechten ist die Nutzung von Blaulicht und Martinshorn.

Schädeltrepanation: Eröffnung des Schädelknochens zur Entlastung des Gehirns bei erhöhtem Innendruck.

Schaufeltrage: Teilbare Aluminiumtrage, die unter den Patienten geschoben werden kann, um den Verletzten achsengerecht aufzunehmen oder umzulagern.

Sensingdefekt: Der Herzschrittmacher kann mit seiner eingestellten Empfindlichkeit nicht mehr die vom Herzen abgegebenen Aktionsströme erkennen und darauf entsprechend reagieren.

Sinusrhythmus: Normale Herzschlagfolge im EKG.

Standardableitungen: Routinemäßige EKG-Ableitungen mit lediglich vier aufgeklebten Elektroden zur primären Rhythmuskontrolle.

STEMI: kurz für »ST-elevation myocardial infarction«. Herzinfarkt im Akutstadium mit bestimmter Lokalisation.

Stenose: Engstelle. Durch Thromben oder Kalkablagerungen an den Gefäßinnenwänden hervorgerufene Verkleinerung des Lumens dieses Gefäßes.

Stent: Gefäßstütze. Meist aus Metall bestehendes Geflecht, das in ein Blutgefäß (zum Beispiel Herzkranzgefäß) mittels Katheter eingebracht wird und das Lumen des Gefäßes offen hält.

steroidal: Mit Cortison versehen.

Stimulationssignal: Vom Herzschrittmacher abgegebener elektrischer Impuls, der die Herzmuskulatur zum Zusammenziehen anregt.

Stridor: Pfeifendes Geräusch bei Einengung der oberen Luftwege. Man unterscheidet zwischen inspiratorischem Stridor, also dem Geräusch bei der Einatmung, und exspiratorischem Stridor, dem Geräusch bei der Ausatmung.

Stroke Unit: Spezielle Schlaganfallstation. Meist kleinere Station mit vier bis acht Betten, speziellem Untersuchungszimmer, in dem über Videokonferenz direkter Kontakt mit einer Klinik der Maximalversorgung aufgenommen werden kann, um so eine schnelle adäquate Therapie des Schlaganfalles einleiten zu können. Vorteil: signifikanter Zeitgewinn!

Succy: Kurzform für Succenylcholin. Medikament, das eine schlaffe Lähmung der Skelettmuskulatur, auch der Atemmuskulatur, hervorruft.

Suprarenin: Kurz »Supra«. Blutdrucksteigerndes Medikament.

Synkope: Akute Bewusstseinsstörung bei plötzlich auftretender Minderdurchblutung des Gehirns. Mögliche Ursachen sind zum Beispiel Herzrhythmusstörungen, plötzlicher Blutdruckabfall, Lungenembolie, cerebraler Krampfanfall (Epilepsie) oder Unterzuckerung.

Systole: Zusammenziehen des Herzmuskels, die Phase des Herzschlages, in der das Blut aus dem Herzen in die Gefäße gedrückt wird.

Tachykardie: Schnelle Herzschlagfolge, definitionsgemäß über 100 bpm.

Thiopental: Stark wirkendes Schlafmittel, das häufig zur Einleitung einer Narkose zur Intubation bei Schädel-Hirn-Verletzungen herangezogen wird. Oftmals auch zum Durchbrechen eines Status epilepticus verwendet.

Titrierung: Vorsichtiges Herantasten mit kleinen Dosen eines Medikamentes bis zu dessen Wirkungseintritt.

Tonus: Allgemeine Versteifung der Muskulatur.

Toxogonin: Gegenmittel bei Alkylphosphatvergiftung.

Trapanal: Leicht bis mittelstark wirkendes Schmerzmittel.

Trauma: Durch äußere Gewalteinwirkung hervorgerufene offene Wunde oder auch innere Verletzung.

Triage: Sichtung bei Massenanfall von Verletzten (MANV) oder Erkrankten. Einteilung von Verletzten oder Erkrankten in bestimmte, festgelegte Schweregrade:
- I – akute vitale Bedrohung, Sofortbehandlung
- II – schwer verletzt oder erkrankt, dringende Behandlung
- III – leicht verletzt oder erkrankt, aufgeschobene Behandlung
- IV – ohne Überlebenschance, betreuende Behandlung

Tubus: Spezieller, dicker Katheter mit genormtem Anschluss für Beatmungsgerät oder Ambubeutel zum Freihalten der Atemwege und zur Verhinderung von Aspiration.

Vasomotorik: Durch bestimmte Nerven in den Gefäßwänden hervorgerufene Erschlaffung oder Zusammenziehung des Blutgefäßes, durch die sich das Lumen des Gefäßes ändert.

Venenverweilkatheter: Gewebefreundlicher Kunststoffkatheter zur Einführung in eine Vene, der dort längere Zeit liegen bleiben kann.

Venüle: Glasröhrchen mit einer eingeschmolzenen Kanüle. In der Venüle herrscht Unterdruck, sodass nach der Punktion einer Vene das Blut hineingesogen wird.

Viggo: Kurzform für Venenverweilkatheter.

Visceralchirurgie: Gesamte Bauchchirurgie, Chirurgie der inneren Organe.

WW: Wasserwacht. Unterorganisation des Deutschen Roten Kreuzes (DRK). Ihr obliegt die Rettung von Personen am, auf dem und im Wasser. Sie ist vor allem küstennah und auf Binnengewässern tätig.

Zuckerkoma: Der Blutzuckerspiegel ist so hoch, dass der Patient im Koma ist.

Zuckerschock: Der Blutzuckerwert ist so stark erniedrigt, dass sich der Patient in einem »Schockzustand« befindet.

Zyanose: Blauverfärbung von Ohrläppchen, Fingerspitzen und Lippen aufgrund von Sauerstoffmangel.

SCHWARZKOPF & SCHWARZKOPF

SCHAUEN SIE SICH MAL DIESE SAUEREI AN

LUSTIGE, DRAMATISCHE UND SKURRILE GESCHICHTEN
AUS DEM ALLTAG EINES LEBENSRETTERS!

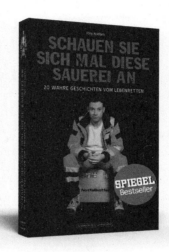

**SCHAUEN SIE SICH MAL
DIESE SAUEREI AN**
20 WAHRE GESCHICHTEN VOM LEBENRETTEN
Von Jörg
224 Seiten, Taschenbuch
ISBN 978-3-89602-991-1 | Preis 9,95 €

»Jörg ist Feuerwehrmann und arbeitet seit 15 Jahren als Rettungsassistent. In seinem Buch erzählt er von seinen spannendsten Fällen – wahre Geschichten, die uns die Facetten des täglichen Lebens (und Sterbens) näherbringen.« — Bild.de

»Seit zwölf Jahren fährt Jörg Einsätze im Rettungswagen – bei aller Dramatik gibt es dabei auch viel zu lachen. 20 dieser Geschichten hat er zusammengetragen und veröffentlicht.« — Westdeutsche Zeitung

»Man muss dem Totengräber ja nix schenken! Ein Sanitäter erzählt, was er im Einsatz so alles zu hören und zu sehen bekommt.« — Berliner Kurier

»In dem Buch schildert der 36-Jährige seine skurrilsten Fälle.« — Express Köln

WWW.SCHWARZKOPF-SCHWARZKOPF.DE

SCHWARZKOPF & SCHWARZKOPF

DIE SAUEREI GEHT WEITER ...

DER SYMPATHISCHE RETTUNGSASSISTENT UND FEUERWEHRMANN
JÖRG NIESSEN IST WIEDER IM EINSATZ

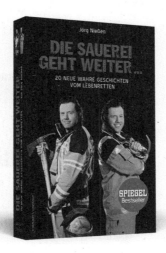

DIE SAUEREI GEHT WEITER ...
20 NEUE WAHRE GESCHICHTEN VOM LEBENRETTEN
Von Jörg Nießen
Mit Illustrationen von Jana Moskito
256 Seiten, Taschenbuch
ISBN 978-3-86265-060-6 | Preis 9,95 €

»Ein wirklich tolles Buch. Sehr, sehr lesenswert!« Markus Lanz

»Es gibt noch wahre Helden – ganz ohne Spinnenkostüm und Bat-Mobil!« WDR 1Live

»Eine sensationelle Erfolgsgeschichte.« Aachener Zeitung

»Jörg Nießen schildert mit viel schwarzem Humor die bizarren Seiten des Einsatzalltags.« Rettungsdienst

Nach dem überwältigenden Erfolg seines Buches »Schauen Sie sich mal diese Sauerei an« mit über 150.000 verkauften Exemplaren nimmt uns der bekannte Rettungsassistent und Feuerwehrmann Jörg Nießen in »Die Sauerei geht weiter ...« wieder mit in die bewegte Welt des Rettungsdienstes.

WWW.SCHWARZKOPF-SCHWARZKOPF.DE

SCHWARZKOPF & SCHWARZKOPF

HERR DOKTOR ...!

SKURRILE GESCHICHTEN AUS DEM ALLTAG EINES UROLOGEN –
AMÜSANTE LEKTÜRE ÜBER KRASSE VORFÄLLE IN DEUTSCHEN KRANKENHÄUSERN

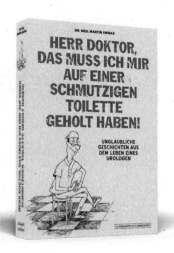

**HERR DOKTOR, DAS MUSS ICH MIR AUF EINER
SCHMUTZIGEN TOILETTE GEHOLT HABEN!**
UNGLAUBLICHE GESCHICHTEN AUS DEM LEBEN EINES UROLOGEN
Von Dr. med. Martin Anibas
208 Seiten, Taschenbuch
ISBN 978-3-86265-109-2 | Preis 9,95 €

»Er guckt ernst, liebt sein Fach und die Patienten. Aber er weiß die unglaublichsten Geschichten zu erzählen. Kuriose Sex-Unfälle, haarsträubende Ausreden. Urologie urkomisch!« *Berliner Kurier*

»Einem Urologen ist nichts Menschliches fremd – heißt es. Und so hat Dr. Martin Anibas, 25 Jahre lang Chefarzt einer urologischen Klinik, so allerlei brüllend komische Anekdoten aus dem Krankenhausalltag im Gepäck. Von Hämorrhoiden, Darmproblemen oder Penis-Prothesen bis hin zu karrieregeilen Kollegen. Das Buch ›Herr Doktor, das muss ich mir auf einer schmutzigen Toilette geholt haben‹ ist ein Muss.« *OK! Magazin*

»Es fließen Tränen. Das Zwerchfell steht bis zur letzten Seite unter Daueranspannung.« *Ostthüringer Zeitung*

WWW.SCHWARZKOPF-SCHWARZKOPF.DE